千名医师讲中医

（第一辑）

国家中医药管理局综合司　组织编写

人民好医生客户端《千名医师讲中医》栏目组　编　　著

全国百佳图书出版单位

中国中医药出版社

·北 京·

图书在版编目（CIP）数据

千名医师讲中医 . 第一辑 / 国家中医药管理局综合
司组织编写；人民好医生客户端《千名医师讲中医》
栏目组编著 . — 北京：中国中医药出版社，2023.10
ISBN 978-7-5132-8272-7

Ⅰ . ①千… Ⅱ . ①国… ②人… Ⅲ . ①中医学—基本
知识 Ⅳ . ① R2

中国国家版本馆 CIP 数据核字（2023）第 116929 号

中国中医药出版社出版

北京经济技术开发区科创十三街 31 号院二区 8 号楼
邮政编码　100176
传真　010-64405721
河北品睿印刷有限公司印刷
各地新华书店经销

开本 710×1000　1/16　印张 10.25　字数 90 千字
2023 年 10 月第 1 版　2023 年 10 月第 1 次印刷
书号　ISBN 978－7－5132－8272－7

定价　49.80 元
网址　www.cptcm.com

服 务 热 线　010-64405510
购 书 热 线　010-89535836
维 权 打 假　010-64405753

微信服务号　zgzyycbs
微商城网址　https://kdt.im/LIdUGr
官 方 微 博　http://e.weibo.com/cptcm
天猫旗舰店网址　https://zgzyycbs.tmall.com

如有印装质量问题请与本社出版部联系（010-64405510）

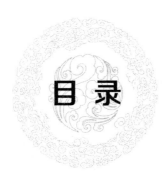

目 录

中医药防治近视有良策

张丽霞（中国中医科学院眼科医院主任医师）

《中医药防控儿童青少年近视指南》指出，我国儿童青少年近视总体呈发病早、进展快、患病率高、并发症严重的特点。对此，有专家表示，中医在"治未病"思想指导下，采取积极有效的特色技术进行分级干预，如运用中药、针灸、按摩等多种适宜技术治疗手段，能够保护视功能，延缓近视发展，防止严重并发症的产生。

主持人：什么是近视？它的发病因素有哪些？

张主任：自然界中有很多光线，这些光线透过我们透明的角膜，到达瞳孔、晶状体、玻璃体，最后在视网膜上成像。如果成像在视网膜之前，我们就会看不清远处的东西，这就是近视。近视分为真性近视和假性近视（调节性近视）。如果按照度数分类，近视又被分为低度近视、中度近视和高度近视。如今，近视的发病率特别高，中国已经成为世界首位的近视大国。其实，近视主要有两大类影响因素。第一类是遗传因素。也就是说如果父母其中一人患有高度近视，就有可能遗传给孩子。第二类是环境因素。随着科学技术的发展，电子产品越来越普及，大家现在最离不开的就是手机、计算机，很多年龄很小的孩子都在用平板电脑玩游戏。这些电子产品的应用对孩子的视力肯定是有影响的。另外，包括现在孩子们的课业压力大、长时间近距离用眼时间多、饮食方面吃得越来越精细、粗纤维和钙的摄入量少，以及睡眠时间不足等因素，都可能影响眼球的生长发育，从而导致近视的发生。

主持人：哪个年龄阶段近视的发病率较高呢？

张主任：近视最集中的发病年龄是9岁左右。通过临床观察，发现小学一年级戴眼镜的孩子的数量还是比较少的，但是到了三年级，戴眼镜的人数就会比较多一些了。这种现象与两个因素有关。一是学业压力逐渐增大。二是孩子在6～9岁时，身体正处于生长发育的阶段，每长高10cm，眼轴也会长长1mm，这就会使屈光度发生一些改变。所以我们一直强调"早防早控"，有"治未病"思想。最好在0～3岁时，我们就让孩子养成正确的用眼习惯，有远视储备。我们最好让孩子在上小学之前，能有一个比较轻的远视，从而为其后面的生长发育留出空间，这就是远视储备。

主持人：如果孩子已经患上了近视，应该采取怎样的治疗呢？

张主任：如果孩子出现看东西模糊的症状，比如经常眯着眼睛看电视，这时家长就要注意了，你的孩子很有可能患上了近视。出现这种情况，家长一定要带着孩子到医院做检查，进行散瞳验光，而不是简单的电脑验光。因为散瞳验光能够得出比较精确的度数，进而医生才会做出更为准确的指导治疗。如果孩子是假性近视，那我们可能会建议继续观察，同时让他做一些放松调节的训练；如果孩子是真性近视，那我们可能就要让他配眼镜，或者是采用其他的治疗措施。

主持人： 中医是如何认识近视的呢？我国有关近视的记载，最早是在什么时候？

张主任： 早在隋代《诸病源候论》中就对近视有所记载，当时将近视叫作"目不能远视"，就是说眼睛看不清远方的东西。后来，其还有一个名称，叫"能近怯远"，就是说能看清近的东西，不能看清远的东西。到了清代，就已经有"近视"这个病名了。所以说，近视这个病名不一定是西医发明的，因为中医也称其为近视。

南宋时期，有一种东西叫作"叆叇"，其实"叆叇"就是一种眼镜。当时形容其为"老人不辨细书，以此掩目则明"，意思是老人看不清小字，就用这个东西放在眼睛前面。这说明，早在中国古代就已经有眼镜了。

主持人：在近视防治方面，可以用到哪些中医药的技术和方法呢？

张主任：中医有"治未病"的思想，也就是说要未病先防。我们在孩子还没有发生近视的时候，一定要让他少近距离用眼，多看户外，多在大自然的环境下生长。这与西医学的思想也是十分符合的。西医学认为，每天户外活动2个小时，可以有效控制近视的发展。另外，我们还要注意不能让孩子吃太多的甜食和精食，同时让他们要保持充足的睡眠。

如果其患的是假性近视，或者处于低度近视阶段，中医还是有比较多的特色疗法的，比如耳穴压丸。我们的耳朵好像是一个倒立的人体，耳垂处有一个穴位叫作"眼"，我们可以在此处做耳穴压丸进行局部刺激。我们的头面部也有一些穴位，可以通过局部刺激，如按摩等来进行近视的防治。中医还有一种治疗方法为梅花针叩刺。我们多在督脉进行叩刺，同时选择一些手部或者脚部的穴位，一般多不选择在面部进行叩刺。另外，现在比较常用的一种疗法是"揿针"，它其实采用的是小的皮内针。因为有些孩子上学特别忙碌，没有固定的时间到医院进行治疗，所以我们给他做一些局部揿针，1周到医院来更换1次，这样也能起到一定的防治作用。

除了这些非药物的治疗方法以外，我们也可以给孩子做一些药膳。有的孩子长得特别瘦，或者是气血不足，我们就可以让他喝点龙眼肉、大枣、桑椹做的代茶饮，来益气养血。有的孩子脾胃功能差，表现为经常大便不正常、面色萎黄，我们就可以给他用茯苓、陈皮等药物来健脾。另外，中医的"体质学说"将人的体质分为9种，医生可以根据孩子的不同体质，采用相应的食疗或代茶饮。

主持人：课间做的眼保健操和您说的穴位按摩是一样的吗？

张主任：眼保健操其实就是一种穴位按摩的方式。眼睛周围有很多穴位，比如眉头处的攒竹穴，眉中处的鱼腰穴，眉尾处的丝竹空。所以在我们轮刮眼眶的时候，会按摩到多个穴位。现在很多人认为做眼保健操没效果，对此我认为这可能是因为每天1次5分钟的眼保健操，很难抵抗1天5～10小时的用眼，也就是说我们的用眼时间太长了，才会导致大家觉得眼保健操可能不会发挥很好的作用。我们也曾到多所小学进行过调查，发现孩子们在做眼保健操的时候，穴位找得不是特别准确。随着国家的高度重视，各个学校也在对如何规范做眼保健操进行大力地推广。所以我们在做眼保健操时，首先要做到规范、准确，另外就是持久，每天多做几次。我们在读书、写字，或者是看计算机屏幕感到疲劳后，就做一做眼保健操，这样是能够起到一定的缓解作用的。

主持人：每次做眼保健操的时间大概是多久呢？

张主任：一套眼保健操做下来差不多是 5 分钟。我们现在推荐大家做到 "20-20"，就是说在用眼 20 分钟以后，最好能够休息 20 秒，眺望 5m 或者 6m 以外的东西，让眼睛能够得到放松。这时候如果你有时间，也可以做一做眼保健操。

主持人：上班族使用电子设备的时间也是非常长的，他们是否也可以做眼保健操呢？

张主任：完全可以。我们现在花费在计算机、手机等电子设备上面的用眼时间太长了，这样一来既容易患干眼症，又容易出现视疲劳。我经常在门诊建议患者，每 20 分钟或者半小时，就让自己的眼睛放松休息一下，然后再继续工作。

主持人：在做眼保健操的时候，有没有哪些方法可以帮助我们准确地找到穴位呢？

张主任：比如眉头处的攒竹穴，眉中处的鱼腰穴，眉尾处的丝竹空，当我们做眼保健操时在这些位置能够摸到小凹陷，同时按压起来有酸胀感时，就说明找准了穴位。在眼眶旁边有一个穴位叫瞳子髎，按下去也有酸胀感。我们可以经常做一做轮刮眼眶，以及多按一按耳垂正中央的"眼"。中医有一句话叫"头面合谷收"，所以我们也可以常按合谷穴。

主持人：中医药疗法对近视的发展有哪些治疗效果呢？

张主任： 之前我们做过中医药疗法对近视发展影响的相关实验。当时我们选取了 3 种中医药疗法，包括耳穴压丸、梅花针叩刺，以及穴位贴敷。我们将轻度近视的患者分为两组，一组患者的屈光度在 100 度以下，另一组在 100 ～ 300 度，然后又将每组分为中医药疗法组和配眼镜等其他疗法组。观察 3 个月和 6 个月后发现，中医药疗法重点在于延缓近视度数的发展，以及改善看远看近的调节幅度和调节灵敏度。同时我们还发现，坚持做中医治疗 6 个月的孩子，其近视度数的进展、屈光度的变化及视力的提高，都要比进行中医治疗 3 个月时候的好。这说明中医药治疗可能起到的是一个长期的作用，而不是短期的作用。

我在这里一定要提醒大家，不管是在哪里进行治疗，都一定要提前找规范的专科医院评估一下，这样才能够保证孩子的眼睛得到很好的呵护。

主持人：中医药疗法是需要按疗程来进行的吗？1个疗程需要多长时间呢？

张主任：一般1个疗程是10次，1周我们会给孩子做2～3次治疗。

主持人：有哪些对防治近视有效果的食物可以推荐给大家吗？

张主任：我认为最重要的是要做到饮食均衡，不能偏食。比如过食甜食会促进近视的发展，因为它会影响眼部钙离子的代谢。所以我们建议孩子尽量少喝甜水，多吃粗粮。同时，中医医生可以根据孩子不同的体质，为其进行适当地调理。家长在家做饭时，也可以多考虑一下，如果孩子脾气虚弱，就可以在煲的汤中少加一点黄芪或者当归。当然，我还是建议大家一定要带着孩子到医院让医生对其进行诊查，进而做出一个比较合理的指导，使治疗更有针对性。

主持人：接下来进入提问环节。这位网友的问题是，既然近视是不可逆的，为什么有些孩子的视力还能恢复呢？

张主任：因为有很多孩子检查视力时是没有经过散瞳验光的，特别是有一些孩子是在视力保健康复机构进行的检查，他们很可能不给患者进行散瞳验光。举例说明，比如一个孩子现在检查得到的视力是 0.6，他到医院进行散瞳验光以后，发现患有的是假性近视，其实其真正的视力是 1.0。这种视力低下是由于屈光度和调节造成的，所以我们也将假性近视称作调节性近视。如果散瞳验光以后的屈光度是 200 度，那么即使是经过治疗，屈光度的改变也是微乎其微了。

子宫内膜异位症，了解它，战胜它

赵瑞华（中国中医科学院广安门医院妇科主任）

扫码看完整视频

子宫内膜异位症（简称内异症）是妇科的常见病及多发病，极大地影响了患者的身心健康及生命质量。从中医角度应如何看待子宫内膜异位症，中医治疗子宫内膜异位症的优势又体现在哪些方面？对不同需求的子宫内膜异位症患者应该如何运用中医进行调理治疗呢？

主持人：子宫内膜异位症有哪些临床表现？

赵主任：子宫内膜异位症是一个妇科的常见病和多发病，也是一个终身性的疾病。本病最常见的临床表现就是疼痛、包块、不孕及月经异常。疼痛的表现有很多，首先是痛经。其痛经的特点是渐进性加重，患者每个月都需要服用止痛药，而且药量逐渐加大，服药时间也越来越长。其次是慢性盆腔痛，也就是我们通常说的非经期腹痛。再者是性交痛，即同房时疼痛。最后是肛门坠痛。这是疼痛的 4 种表现。本病的第二个临床表现是盆腔包块，一般通过妇科检查或超声检查可以发现。再者是不孕，内异症有 30% ~ 40% 的患者合并有不孕症。内异症引起不孕症的原因非常多，有的是由于盆腔结构异常导致输卵管不通，还有一些是排卵功能障碍，还有一些是子宫内膜容受性的问题。最后是月经异常，内异症患者的月经异常主要表现为经期延长和经间期出血，这点与腺肌症有所区别。个别患者还会出现便血、便痛、尿血、尿痛、咯血，以及衄血。还有将近 25% 的患者是没有临床症状的，主要在体检做妇科检查时发现，所以体检也非常的重要。

主持人：日常生活中出现哪些症状说明存在患子宫内膜异位症的风险呢？

赵主任：如果患有原发性的痛经，而且痛经逐渐加重，此时就要注意了；如果患有久治不愈的慢性盆腔痛，也要引起注意。另外，月经初潮早、经期延长，或者是绝经晚，这些都是内异症的高发因素。所以出现这些症状的时候，就应该及时到医院就诊。

主持人：子宫内膜异位症是妇科病，患者为什么会出现排便痛、尿血等症状呢？

赵主任：子宫内膜应该在子宫的最里层。从子宫内膜异位症的病名可知，该病就是指子宫内膜不在其该在的地方，而是跑到了他处。其实月经的来潮，就是子宫内膜增生、分泌和脱落的过程。在正常的经期里，子宫内膜会随着经血从阴道排到体外，这是一个很正常的途径。但是，大概有 70% 的人会有经血逆流的现象，就是说经血不往下流，而是顺着输卵管往上，很可能会到达卵巢。经血里面是有内膜的，而内膜是有活性的，是受性激素调控的，所以到达卵巢里的内膜，在性激素的调控下，就会出现增生、分泌和脱落这样的过程。因为它在卵巢里面，脱落了以后排不出来，所以只能寄存在卵巢中，久而久之，卵巢中就会有陈旧性的积血。如果我们在手术中对其进行处理，就会发现陈旧性积血已经形成了一个囊肿，像口袋一样，只有进口，没有出口，所以才会越来越大。当它累积得过大时，就会出现破裂，即把囊壁撑破。当我们把它切下来以后，拉开袋口，会流出一些巧克力样的液体，这些液体就是陈旧性的积血。这就是子宫内膜异位症中最常见的一种类型——卵巢子宫内膜样囊肿。所以，卵巢子宫内膜样囊肿通常又被叫作巧克力囊肿。

内异症是一个良性疾病，但它具有恶性疾病种植、扩散、转移等特点。所以，如果其扩散到肺部，或者种植到鼻腔内，就会出现经期时的咯血、衄血。如果其扩散到了膀胱或输尿管，就会出现经期时的尿血。另外，如果内异症发生在输尿管时，则会导致输尿管狭窄，出现肾积水。所以，内异症是很复杂的，也是很让人感到迷惑的。

主持人：子宫内膜异位症好发的年龄段是怎样的？

赵主任：内异症是一个性激素依赖性疾病，所以它最常发的年龄段是 25 ～ 45 岁，这个时期的发病率大概为 76%。

子宫内膜异位症，了解它，战胜它

主持人：哪些人群是子宫内膜异位症的高危人群呢？

赵主任：第一类高危人群是有子宫内膜异位症家族史的人群，也就是说内异症是有明显遗传倾向的。第二类高危人群是患有严重痛经的人群。另外，经期延长、初潮早、绝经晚，甚至肥胖，都是内异症的高危因素。第三类高危人群是行过宫腔操作的人群。同时，经期剧烈活动也是内异症的高危因素，因为剧烈活动可能会使经血向上逆行。还有一个危险因素是经期同房，所以我们通常杜绝这种行为。

主持人：子宫内膜异位症可以预防吗？

赵主任：当你知道了这些引起内异症的高危因素以后，其实就可以预防本病了。如果你的一级亲属中有患内异症的人，你就要多关注你自己，可能你患本病的风险要比别人高。如果你患有久治不愈的痛经，或者是盆腔痛，那么也要引起注意。同时切记经期不能同房、不能做剧烈运动，尽量减少宫腔操作。另外，我们认为适龄生育对内异症也是一个很好的预防。

主持人：临床上，西医是如何治疗子宫内膜异位症的？

赵主任：西医主要采取的是手术和药物治疗。现在，最常见的是保守型手术，其中最常用的是腹腔镜。但是，保守型手术的一个弊端是容易复发。我们常见的药物治疗有几大类。第一类是非甾体抗炎药。大家都知道它有止痛作用，所以一旦出现痛经就吃这类药物，虽然服后疼痛会消失，但是停药后会复发。第二类是避孕药。但是避孕药对于育龄期想要生孩子的患者是不适合的。还有一类是GnRH，即促性腺激素释放激素，常见的有戈舍瑞林、贝依等。这类药物一般需要打 3 ～ 6 针，其原理就是把激素压到绝经期水平，所以使用该药物时患者会出现更年期的潮热、汗出等症状，所以有些人不太容易坚持使用。现在市场上又新推出了一种药物，即高效孕激素。使用这类药物会让人不来月经，所以也就不痛了。但是它会引发头痛、阴道出血等不良反应。

主持人：是不是做完子宫内膜异位症手术就一劳永逸了呢？

赵主任：不是的。虽然内异症手术中有一种是根治型手术，就是把子宫和卵巢都切掉，但是这个手术是不太能实现的，因为内异症是育龄期妇女的常见病，如果把子宫和卵巢全切掉，对于患者来说是很难接受的，所以内异症手术中最常见的是保守型手术。其就是把巧克力囊肿，或是其他局部病灶去除，尽量保留患者的生育功能。但是这个手术的复发率是很高的，一般来说 2 年复发率在 20%，

5 年复发率在 40% ～ 50%。所以，即使行内异症手术，也不是一劳永逸的，还必须要用药物来控制，以防止复发。

主持人：中医在治疗子宫内膜异位症方面有什么好的方法呢？

赵主任：中医治疗子宫内膜异位症的方法有很多，包括口服中药、中药保留灌肠、针灸、穴位贴敷等。我们认为中医药对于缓解疼痛，包括痛经、慢性盆腔痛、肛门坠痛、性交痛等，有非常好的疗效。同时，它可以控制包块的生长，抑制复发，促进生育，而且没有不良反应。而且对于一些月经不调的患者来说，服用中药还能让她的月经恢复正常。我们之前课题研究的方向就是中药和 GnRH 类药物的对比，结果证明中药抑制内异症复发的效果与 GnRH 类药物相同，同时没有 GnRH 类药物的不良反应。

主持人：子宫内膜异位症不是一个短期疾病，没有办法根治，我们可以这样理解吗？

赵主任：可以这样理解。对于大家来说，内异症是一个漫长的过程。它开始带给你最大的痛苦是痛经，进而是不孕，而且内异症引起的不孕是不孕症当中比较难治的。即使这些问题都解决了，但是复发问题是解决不了的。所以大家逐渐认识到它不是一个可以一劳永逸的疾病，而是需要长期管理。所以，我们提出"内异症慢病长期管理"，这是一个比较新的理念，并得到了国际上的认可。我们刚刚结题的一个首发重点攻关课题就是内异症的慢病管理。通过研究我们发现，内异症慢病长期管理对疼痛、不孕，包括生活质量、情绪等都有很好的作用。

主持人：子宫内膜异位症会引起癌变吗？

赵主任：内异症会引起癌变。它的癌变率是 0.7% ～ 2.5%。

主持人：引起内异症癌变的高危因素有哪些？

赵主任：第一个是年龄，高龄容易引发癌变。绝大多数的内异症癌变发生在绝经后和围绝经期。从理论上来讲，内异症是激素依赖性疾病，绝经以后病变应该萎缩，但如果你的内异症病变反而增大了，或者出现了一些原来没有的症状，就一定要高度警惕，一定要到医院进行检查。其次是囊肿过大，比如直径达到 8 ～ 9cm，此时也要引起关注。另外，比如久治不愈的疼痛，或者伴有肥胖，也会有癌变的可能性。同时，内异症伴有不孕的癌变率比没有不孕的患者要高。如果你的肿瘤标志物 CA215 升高得比较多，一般为大于 250，同时伴有一些症状改变，这种情况也是需要高度关注的。

主持人：您能从饮食起居方面给内异症患者一些建议吗？

赵主任：首先，正常的作息规律是很重要的。第二就是饮食，因为内异症是激素依赖性疾病，所以我们要尽量少吃含有雌激素的食品，比如蜂王浆。其次是运动。内异症患者一定要进行适当的运动。但是如果包块直径大于4cm，我们就不太主张你做太剧烈的运动了，因为担心发生破裂，这个时候可以做一些轻微的运动，比如慢走。如果你比较胖，大于标准 BMI 指数了，一般建议每周做 2 ～ 3 次 30 分钟以上的有氧运动。我们发现内异症和焦虑、抑郁是有关联的，而运动可以改善焦虑、抑郁状态。有条件的患者可以去大自然中运动，这样你能看到绿色、天空、鲜花，这些都有助于调节你的心情。

主持人：接下来进入提问环节。这位网友的问题是，确诊子宫内膜异位症需要进行哪些检查？

赵主任：确诊子宫内膜异位症的检查是腹腔镜，即做腹腔镜手术看到有内异症的病灶，或者是将病灶取出之后做病理。但是临床上好多患者不愿意这样做，所以我们现在多认为如果患者出现渐进加重的痛经、慢性盆腔痛、不孕，或者经期延长、经间期出血、B超检查存在包块，甚至是 CA215 升高，一般就可以临床诊断为内异症了。

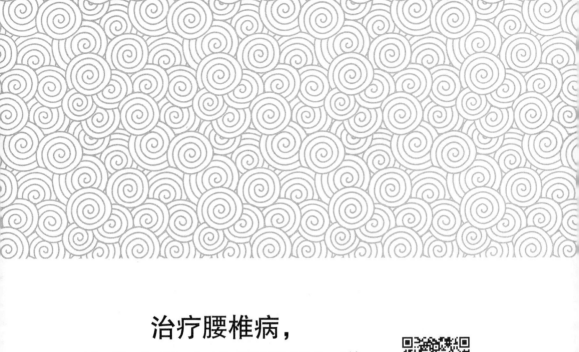

治疗腰椎病，
这些康复疗法需要早知道

扫码看完整视频

王尚全（中国中医科学院望京医院骨伤综合科主任）

近年来，腰椎病在人群中的发病呈现出低龄化趋势。学生、长期从事计算机工作者、中老年人都是腰椎病的高发人群。腰椎病都有哪些类型？如何预防？患病之后怎样自我康复？

主持人：临床接诊中比较常见的腰椎病有哪些？腰痛这种症状是否都为腰椎病引起的呢？

王主任：比较常见的有外伤性急性腰椎疾病，比如腰椎骨折、脱位等。另外一种类型是腰椎的慢性劳损。随着计算机、汽车的普及，越来越多的人习惯久坐，所以这种慢性的劳损也比较多见。能够导致慢性腰痛的常见疾病包括腰椎间盘突出、筋膜炎、腰肌劳损。炎症导致的腰痛也很常见，比如结核、泌尿系感染等。值得注意的是，不仅腰椎的病变会引起腰痛，一些其他疾病可能也会引起腰痛，比如一些脏器的疾病，像女性的附件炎、盆腔炎，男性的前列腺炎等。还有一类常见的腰痛，即退行性腰痛。因为随着年龄的增长，各种器官也是在不断退化的。腰椎部常见的退行性改变包括退行性的侧弯、腰椎间盘突出、腰椎管狭窄等。还有一些先天性的疾病能够引起腰痛，其中最常见的就是先天性脊柱侧弯。另外，其他的一些疾病也可以引发腰痛，像腰椎肿瘤。所以腰椎疾病的种类很多。但是腰椎病和腰痛不是一样的概念。现在，80%以上的人都有腰痛的经历。但很多人可能是一过性的，持续的时间很短。如果这种疼痛持续了1个月、1年，甚至10年，那就是一种疾病了。所以，腰痛不见得一定是腰椎病，但是腰椎病，往往会出现腰痛症状。

主持人：腰椎间盘突出是怎么发生的？它又会表现出哪些症状呢？

王主任：椎间盘其实就是两块骨头之间的纤维组织。正常情况下，它应该是密闭的。人在年轻的时候，椎间盘的含水量比较好。但随着年龄的增长，椎间盘会逐渐退变，弹性会下降，而且表面会出现细小的裂纹。这时候，如果我们做一些运动，比如扭转腰部，就会让裂缝增大，中间的物质可能就会从裂缝中挤出来。椎间盘其实是一个立体的结构，所以当其受到挤压时，里面的物质可以从多个方向突出。就腰椎间盘的解剖结构而言，其前侧有前纵韧带，后侧有后纵韧带。其中，前纵韧带相对来说更强韧，所以椎间盘向后外突出的概率更大。另外，腰椎的前方是腹腔，相对来讲没有太多的神经，而后方是马尾神经。所以，如果椎间盘向后突出，压迫到马尾神经，患者可能就会出现下肢疼痛不利、大小便异常等症状。据统计，50%以上的超过 30 岁的人群，在做核磁共振检查时，可能都会发现自己有椎间盘突出。此时，我们要明确一个概念，那就是腰椎间盘突出不等同于腰椎间盘突出症。只有突出的椎间盘压迫到了马尾神经或神经根，出现了临床症状，这时我们才管它叫作腰椎间盘突出症，也才会对其进行干预。

主持人：中医对腰椎间盘突出症一般采取哪些治疗方法呢？

王主任：中医大多认为腰椎间盘突出症属于"痹证"范畴。但实际上，它和中医内科所讲的"痹证"是不完全一样的。从骨科角度来讲，我们认为腰椎间盘突出症应该属于慢性筋骨病，也就是说它主要与筋和骨有关。还有一些专家认为，腰椎间盘突出症属于中医里的慢性筋肉病。《黄帝内经》中说，"骨为干，脉为营，筋为刚，肉为墙，皮肤坚而毛发长"。所以就脊柱而言，骨骼是形成、支撑腰椎的稳定结构，筋包括肌腱、筋膜、韧带。正是由于骨骼的不稳定，机体为了保持平衡，所以才会导致椎间盘突出。在这个过程中，肌肉会僵硬，韧带也会松弛。所以，中医治病的思路就是让骨骼重新稳定，让筋恢复柔顺，让肌肉增加力量。

中医对本病有很多种治疗方法。中医认为肾主骨，肝主筋，脾主肉，所以本病的治疗原则为补肝强肾，健脾行气。

就骨骼而言，我们可以强骨。中医讲究内外兼治。所以针对肌肉力量的减弱，中医内治可以让患者口服一些健脾的食物、药物，外治则是加强肌肉的锻炼。就筋来讲，我们希望它恢复弹性，所以可以对其进行拉伸锻炼，其次还可以使用热敷、理疗等外治方法。如果是筋骨的位置发生了改变，那我们就采用中医的推拿手法对其进行调整、复位。另外，中医还有一个特色疗法，就是针灸。针灸可以通经络，促进气血运行。如果患者表现为表皮的麻木，或者是受凉引起的肌肉紧酸，则可以使用拔罐、艾灸。如果局部病变时间较长，气血经络不通，就容易形成筋结，这个时候我们可以用点穴、理疗，以及小针刀的方法进行治疗。

主持人：很多腰椎间盘突出症患者感觉腰不痛，但是腿酸脚麻，甚至会出现间歇性的跛行，这是为什么呢？

王主任：这与腰椎的解剖特点有关。椎间盘可以向各个方向突出。如果仅向中间突出，患者就只能感觉到腰痛，而下肢大多无异常症状。但如果突出发生在侧方，就会压迫到神经根，那么此时可能不会有腰痛的发生，而只有下肢的一些症状。所以症状和突出的位置是密切相关的。

间歇性跛行和椎间管狭窄有关，因为这会影响神经根的供血。间歇性跛行的特点是患者走一段路之后出现疼痛，稍事休息又能接着走路。这是因为走路的时候，下肢的血液回流压力会慢慢增大，尤其是椎管内的静脉丛压力会增大，而椎管的空间是有限的。当患者停止活动，休息一段时间后，压力慢慢减小，所以症状也就消失了。

主持人：腰椎间盘突出症是否只能通过手术进行治疗？保守治疗能否保证患者的生活质量？

王主任：临床观察表明，70% 以上的腰椎间盘突出症患者是不需要行手术治疗的，通过保守治疗，他们的症状就能够得到明显改善。其实大部分人注重的不是结构，而是功能。当然，如果腰椎间盘突出造成的影响比较大，比如出现大小便失禁、下肢无力，或者是严重疼痛等症状，同时采用保守治疗没有效果，那我们建议这类患者进行手术治疗。

主持人：腰肌劳损该怎么治疗？

王主任：中医讲究"治病求本"。腰肌劳损其实就是腰部肌肉发生痉挛，从而导致疼痛、腰部力量减弱。这个时候，我们可以行艾灸、理疗、功能锻炼等中医疗法，效果是很好的。如果形成慢性劳损，则需要我们花费较长时间进行锻炼恢复。如果是因为受凉、劳累等因素导致的腰肌劳损，即使症状消失了，可能相对而言这类人的腰部还是会比正常人弱一些。所以，我建议大家应该养成健康的生活习惯。久坐也是腰肌劳损、腰痛的致病因素。因为从人体的结构来讲，无论是站着，还是坐着，重力都会向下压迫腰椎，同时久坐会使骨骼、筋，以及肌肉一直处于紧张状态，一旦做出不经意的动作，就很容易造成损伤。所以我建议大家每坐1个小时，可以站起来活动2分钟。

主持人：出现哪些症状，就必须要去医院治疗呢？

王主任：医院的责任在于答疑解惑和治疗重症。当你觉得痛得受不了了，只靠自己用药、卧床、戴围腰解决不了问题的时候，就应该去医院就诊。其次，我们在家观察一段时间，如果发现这个疾病发展得越来越重，此时也是要去医院就诊的。另外还有一些急症，比如腰椎间盘突出压迫到马尾神经，造成突然性的大小便失禁，或者脚抬不起来，这个时候我建议大家能够尽早到医院进行治疗，如果不做处理，时间长了可能会造成永久的损伤。

主持人：先天性脊柱侧弯、先天性腰椎滑脱等先天性疾病有什么明显的特征吗？

王主任：先天性脊柱侧弯往往都是无意间发现的，此时通常会错过最佳的治疗时间。所以我建议应该早发现，早治疗。正常的脊柱应该是中立位。侧弯的脊柱在冠状位看不是直的，而是有曲度的。现在的诊断标准为大于15°则是脊柱侧弯。如果一个人脊柱侧弯，那么其脊柱两侧的肌肉、韧带肯定也是不对称的，凹侧肌肉往往是收紧的，凸侧肌肉往往是拉长的。肌肉长期不对称，则会更容易疲劳，患者就会更容易出现腰痛等类似腰椎间盘突出症的症状。

腰椎滑脱一般分为两种，一种是真性滑脱，一种是假性滑脱。假性滑脱一般是指结构正常，但因为肌肉或筋的力量不均衡，造成椎体位置出现滑移。这种类型的滑脱往往发生于老年人。而真性滑脱是指患者的解剖结构在发育时就出现了异常，随着年龄的增长，慢慢导致了滑脱的发生。这种滑脱多为进展性的。所以老年人常见的退行性滑脱可能不需要采取手术治疗，但比较典型的先天性滑脱可能采取手术治疗的概率要大一些。

主持人：有哪些锻炼康复的方式能够帮助腰椎病的恢复呢？

王主任：大家都知道"小燕飞"这个动作对锻炼腰椎有好处。但中医讲究"三因制宜"，即因时、因人、因地。因为每个人的情况是不一样的，所以可能有的人适合做"小燕飞"，有的人适合做卷腹，有的人适合做仰卧起坐。我认为首先要诊断清楚哪块肌肉是较薄弱的，然后再通过锻炼使该肌肉的力量增强。"小燕飞"主要针对的是背部的竖脊肌，而腹部肌肉是被拉伸的。所以如果是背部肌肉薄弱的患者，"小燕飞"这个动作是可以做的。现在我们提到的比较多的是锻炼核心肌。锻炼核心肌的主要目的，就是保持稳定。所以，有的医生建议患者做"小燕飞"时要慢慢起，到后仰位置时要停留 3 ～ 5 秒。这样做就是在锻炼核心肌。对于腰椎病患者来讲，我比较推荐大家练习八段锦。

我们衡量一种锻炼方式好不好，首先考虑的是有没有效果，其次要去感受此种锻炼有没有痛苦。如果收益大于痛苦，那么这就是一个好的锻炼治疗方式。所以，我认为对锻炼度和量的掌握，一定是以耐受为前提。

主持人：很多中老年人，尤其是绝经后的一些患有骨质疏松的女性，特别容易发生腰椎滑脱、腰椎压缩性骨折，这些问题应该如何防治呢？

王主任：《黄帝内经》中对人的不同年龄、不同状态进行了具体的描述，认为七七四十九，则天癸尽。也就是说，女性一般在 49 岁左右会开始绝经。西医认为，这个年龄的女性雌激素水平会降低，从而容易导致骨质疏松，也容易发生脆性骨折。如果骨折发生后稳定性比较好，我们建议采取闭合复位等保守治疗。既然发生了骨折，我们就一定要采取制动。前臂骨折可以用石膏固定，其余身体还能活动，但髋部骨折和腰椎压缩性骨折是需要卧床的，这对人的生活质量有极大影响。老年人本身的代谢能力就比较差，长期卧床可能会造成呼吸道感染、泌尿系感染，以及褥疮、血栓的发生。所以，现在很多医生建议这类老年人做椎体成形手术。因为每个人都有不同的看法，所以我觉得治疗也是要因人而异的。我也见过很多腰椎压缩性骨折的患者通过卧床及早期的功能锻炼，恢复得也非常好，但这确实要有一定的耐受力。总而言之，要看患者自己的状态和需求来选择治疗方式。

主持人：现在冰雪运动越来越普及，但是随之而来的是发生外伤性骨折、腰椎滑脱等问题的风险性加大。我们在运动时应该做到哪些有效的防护呢？

王主任：我认为大家在进行冰雪运动时，有几个关键点需要注意。第一是寒冷。寒主收引，寒冷会导致肌肉僵硬，关节相应的会比夏季时要差一些。所以不论做哪项运动，运动前的热身是必不可少的。它能够让我们的气血运行起来，同时会让肌肉、韧带的弹性恢复。第二是运动的装备。冬天的穿戴肯定会比夏天要厚，所以可能更容易造成损伤。第三是受伤后的治疗。一旦受伤，我们要采取相应的冰敷、压迫等治疗措施。我们一定要选择适合自己的运动，同时后勤保障要做到位。

主持人：一旦发生摔伤，我们应该如何进行急救呢?

王主任：一旦发生摔伤，我们一定要保持冷静。首先要看患者的生命体征，在生命体征平稳的情况下，再看摔伤的部位，对局部进行处理。我们一定不要随意搬动患者。如果怀疑患者发生骨折，我们要看有没有对外的切口，有没有严重的出血。无论骨折，还是脱位，如果没有专业人员在场的话，普通人的处理方式首先是制动。尤其是在患者脊柱出现损伤时，我们更要注意保证他的脊柱不要弯曲，始终保持在中立位，可以拿木板来做辅助固定。如果是下肢出现骨折，我们可用夹板或者就地取材，用木头、木棍给下肢进行固定，做到不加重患者的痛苦。

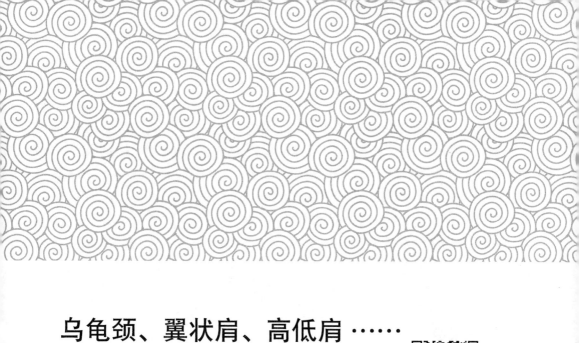

乌龟颈、翼状肩、高低肩……
体态矫正的坑你踩了多少

扫码看完整视频

张振宇（中国中医科学院望京医院特色诊疗中心主任）

体态矫正近年来受到越来越多的关注，大家都知道不良的体态很容易让人气质全失。但其实更可怕的是，不良的体态更容易造成肌肉劳损。常见的体态问题，可能会对我们造成以下的伤害，比如：长期 X 型腿、O 型腿，有膝关节损伤风险；长期骨盆前倾，有腰痛风险；长期头颈前倾，有颈肩痛风险……想要康复是极其漫长和痛苦的。

怎样判断自己是否存在不良体态？如何正确调整体态？中医推拿可以帮助进行哪些调整？

主持人：常见的异常体态有哪些？

张主任：我根据人体从上到下的顺序，简单地为大家介绍几个常见的异常体态。有一些人患有颈椎病，常表现出头前倾、后背鼓、上半身前伸的异常体态，我们常把其称作"乌龟颈"。还有一种颈部情况，即颈部侧弯，这样的人多表现为头歪。另外，有一些人存在高低肩的异常体态，即一个肩膀高，一个肩膀低。这是因为他们的脊柱发生了侧弯，从而导致两侧肌肉不平衡。还有一些人两侧肩胛骨是向后翘的，像蝴蝶翅膀一样，临床将这种异常体态称为"翼状肩胛"。如果是臀肌，尤其是臀中肌出现问题的话，就会出现一种异常的走路姿势，即"特伦德伦堡步态"，就是在走路的时候，患者上半身会左右摇晃。其次，O 型腿、X 型腿也是很常见的异常体态。另外，如果因为外伤或者糖尿病周围神经病变造成腓总神经损伤，从而导致足踝背伸肌肉出现问题，患者则会出现走路时脚尖无法抬起的异常体态。如果是大腿后侧肌肉出现问题，患者则会出现走路时无法抬起脚跟的异常体态。

主持人："乌龟颈"这种异常体态会对身体造成什么样的伤害？我们又可以通过哪些动作来进行调整呢？中医推拿对此有没有什么疗效呢？

张主任："乌龟颈"的专业名称是"头颈部前置错位"或"上交叉综合征"。人垂直站立时，胸锁乳突肌头端应该处于胸锁关节的后方，如果处于胸锁关节的正上方，就说明已经出现了头前倾。"乌龟颈"的发生原因有很多。比如我们现在经常使用计算机，总要盯着鼠标和键盘，人体会不自觉地往前倾，这种视觉接触靠的是某些肌肉使颈部固定在某一个体位，长此以往就会让颈椎后侧的肌肉，如肩胛下肌、头半棘肌被拉长，而颈椎前部肌群则会发生挛缩，从而导致"乌龟颈"。

"乌龟颈"会对人体造成以下几点危害。首先是姿态不好看，影响个人形象。其次，肌肉长时间处于紧张痉挛状态的话，颈部就会出现多个压痛点，患者会觉得颈部僵硬、疼痛，长此以往可能还会影响颈脊神经，出现手麻、头痛、头皮发紧的症状。另外，存在这种异常姿态的人，眼神也会发生变化，因为长期保持这种姿态，会使枕下肌群发生痉挛，从而影响椎动脉的血液运行及颈前部的交感神经节功能，进而导致视疲劳。

中医推拿对改善这种异常姿态是非常有效的。严格来讲，"乌龟颈"实际上是颈椎病的一种常见体征。我们可以通过中医推拿中特有的手法，如拨、揉、拉、伸等，使病变肌肉的伸缩性得到改善，进而使颈部前后的肌肉恢复到正常状态。但对于该病的治疗，也并不像我们所想的那样简单。毕竟颈部的这种不良姿态也是经过很长时间才形成的，所以治疗上也需要一定时间。如果是时间过长的"乌龟颈"，可能不仅肌肉会被拉长，同时还会造成骨关节的变形，如椎间盘变窄等。这时就需要做一些中医调整类的手法治疗了。

"乌龟颈"的病因是长时间保持不正确的姿势，如果不改正不良的生活习惯，仅依靠医生的治疗也是不够的。所以，我们必须要做出一些改变，劳逸结合，在工作劳累时可以站起来进行活动锻炼。

主持人：很多人认为肩胛上翘，也就是俗称的"翼状肩"是一种美背的象征。这种说法正确吗？哪些原因会造成肩胛上翘呢？

张主任：肩胛上翘的特征为两侧肩胛内缘高低不一致，一侧缝隙很大，一侧缝隙较小。这种姿态不仅不美，而且对人体的伤害很大。一部分人出现肩胛上翘，可能与过度减肥有关。减肥会导致肩胛骨旁的肌肉变小，甚至出现萎缩。长此以往，由于肩胛下肌、斜方肌、三角肌的作用，最终导致肩胛骨上抬。在运动医学中，肩胛上翘被称作"胸长神经卡压综合征"，还有人管它叫"中斜角肌综合征"，具体可以解释为胸长神经在一侧颈部的中斜角肌处受到卡压，导致的一种临床症候群。胸长神经受损，导致其所支配的一块肌肉，即"前锯肌"松弛。而前锯肌正好位于胸部侧方，一侧附着于第 1 ~ 9 肋的外侧面，另一侧附着于肩胛骨内侧缘，牢牢地将肩胛骨固定在胸壁上。所以当其松弛时，肩胛骨则会出现上翘的现象。如果平时我们总是歪着脖子，造成单侧肌肉受伤，首先挤压的就是胸长神经。神经传导出现问题后，前锯肌就会发生萎缩，从而导致翼状肩，出现颈部、胸部及肩周处的疼痛。这类患者常怀疑自己得了心血管疾病或者是胆囊炎等内科疾病，所以他们在就诊时，往往会先到内科做各种各样的检查，却查不出任何问题，可能最后才发现这些症状是不良姿态导致的。另外，肩胛上翘还可能与肩部的过多活动、过度负重有关。

主持人：怎么把上翘的肩胛骨恢复到正常姿态呢？

张主任：中医讲究"治病求本"。这种疾病是由于胸锁乳突肌深层的中斜角肌压迫刺激胸长神经导致的，所以在按摩的时候一定要找到病变的位置。其中，主要涉及的是两块肌肉。第一块是中斜角肌。从中医穴位的角度来讲，中斜角肌起于胸锁乳突肌后方，大概在与喉结平行的天窗穴处，止于锁骨上窝，大概在缺盆穴处。所以，我们可以采用中医手法按摩这些穴位。第二块是胸小肌。前锯肌无力时会导致胸小肌挛缩。胸小肌的肌腱在肩前方。哪侧的肩胛骨出现问题，哪侧的胸小肌腱按起来就会有疼痛感。把这几个位置弄清楚后，轻症的患者基本上能够得到缓解。

但是病程长、病情严重的患者，前锯肌麻痹时间比较久，仅靠按摩可能疗效较差，还需要增强斜角肌和前锯肌的肌力，所以我们要对这两块肌肉进行拉伸锻炼。锻炼左侧斜角肌时，患者可以将双手放在背后，向右前方看，反之亦同。另一种锻炼颈部肌肉的方法是下颌内收，头颈挺直，用力往后仰，同时还可以做扩胸运动。这个方法对胸小肌、胸锁乳突肌和斜角肌都有牵拉作用。

主持人：高低肩是怎么造成的呢？它对人体有哪些危害？

张主任：高低肩多表现为两侧肩膀一高一低，身体轻微倾斜，其实本质上就是脊柱侧弯。脊柱侧弯分为几种情况。一种是结构性侧弯，即先天性的脊柱侧弯。这类患者随着年龄增长，症状会进一步加重，最终可能需要进行矫形术，普通的中医手法治疗对其可能不起作用。另一种是功能性侧弯，此类侧弯多发生于10岁左右的青少年，相对好治疗一些。异常姿势是高低肩的诱发因素。如果长期坐姿不正确，如单侧屁股坐在椅子上、跷二郎腿、长时间扭转身体等，都会导致脊柱侧弯。另外据研究发现，高低肩的发生还可能与青春期或青春前期的发育，以及遗传因素相关。虽然这种不良姿态导致的高低肩比较好治，但是仍需一个长期的矫正过程。对于这类症状较轻的患者来说，除了要去医院做各种治疗外，自己在家进行锻炼也是可以对高低肩有所帮助的。无论如何，我们都要对高低肩进行治疗，它除了影响体态以外，还会导致胸腔、腹腔的体积发生变化，从而影响脏器的功能。

其中，比较好的锻炼方式是吊单杠。我们可以先用双手握住单杠，然后让脚离开地面，利用身体的重量将脊柱拉直。对此动作熟练之后，我们可以将双腿屈膝，然后伸直，使脊柱前后左右的肌肉得到拉伸。这个动作也做得比较轻松后，我们就可以在屈腿后，用力将双脚向下蹬，增加拉伸的力量。掌握这个动作后，我们可以再加点难度，即让腰背转动一点角度，然后再将双腿伸直。另外，我们在室内也可以做一些矫正动作，比如让孩子双腿并拢趴在床上，家长帮他扶住双腿，然后让其上半身慢慢抬起。当然，这些锻炼方式都是需要坚持的。如果孩子的功课不太繁忙，有时间到医院让医生对其进行针对性的治疗，效果就会更好。值得注意的是，如果脊柱侧弯需要正骨，一定要去医院找专业的医生来操作。

主持人：肩周炎和肩袖损伤有什么区别？

张主任：肩袖损伤是指肩袖处肌肉，包括冈上肌、冈下肌、肩胛下肌、小圆肌等出现问题。如果是肌腱炎，则比较好治疗；如果是肌腱断裂，那就需要行手术治疗了。肩周炎是指肩部的组织结构发生了广泛的炎症，同时还出现粘连，但没有断裂。肩袖损伤多表现为某一方向的抬肩、外展出现问题。而肩周炎则是各个方向都出现问题，包括外展、上抬、内旋等，且主动和被动动作都受影响。总的来说，主动和被动功能都受限的是肩周炎；主动功能受限，被动功能正常的是肩袖损伤。

主持人：中医治疗肩周炎有没有什么好的方法？

张主任：对于适合保守治疗的肩周炎来说，中医的针灸、推拿疗法是首选。比如在急性期，患者多以疼痛为主要表现，此时我们可以通过点穴、按揉肩部周围的软组织，使痉挛得到缓解。待到疾病后期，肩关节活动明显受限的时候，我们可以根据功能受限的方向，通过各种手法来扩大关节活动的范围。

主持人：女性产后容易出现耻骨联合分离、腹直肌分离等问题，这些会对体态造成一些什么样的影响呢？

张主任：耻骨联合分离其实就是耻骨联合间的缝隙加大，而且这个缝隙不容易恢复。这种情况不仅会发生在产妇身上，还会发生在有外伤史的人群身上。它往往会伴随骶髂关节的错位，同时会出现腰骶部的坠痛，走路姿势的变化及双腿无法并拢，严重者还会出现排便习惯的改变。这时，需要医生对其进行手法复位，不太建议患者自己在家锻炼。

腹直肌分离是指两侧腹直肌向外拉伸，它对人体的危害也很大。腹直肌虽然在腹部，但是其与腰部的关系更为密切。另外，腹直肌还有增加腹压的功能。如果腹直肌出现异常，可能会发生咳嗽无力、便秘、腹胀等现象。所以，女性一定要在产后及时修复腹直肌。如果是去医院进行修复，则一定要听医生的指导。如果是在家进行修复，则一定要记得刚生产完不适合做剧烈运动。我教大家一个简单的修复方法。女性在分娩后的几天，可以躺在床上，屈曲膝关节，让脚底和脚跟踩在床上，双手放在身体或头部的两侧，然后进行左右摆腿，这样做能够牵拉腹直肌。

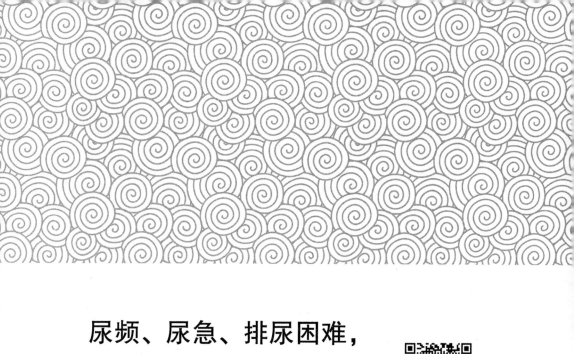

尿频、尿急、排尿困难，中医帮你解除下尿路症状困扰

扫码看完整视频

卢建新（中国中医科学院广安门医院泌尿科主任）

常见的下尿路症状（lower urinary tract symptoms，LUTS）除尿频、尿急外，还包括夜尿增多、尿失禁、排尿踌躇、排尿困难及排尿间断、排尿不尽感、尿后滴沥等。下尿路症状主要由泌尿系统病变造成，发病原因会因为性别、年龄不同而有所区别。需要重视的是其他脏器病变也会导致下尿路症状。所以，我们要用整体观念来理解下尿路症状，同时注意做好相关临床鉴别。

主持人：什么是下尿路症状？

卢主任：临床上把下尿路症状（LUTS）归纳为 3 组不同表现。第一组症状是排尿期症状，也就是与我们排尿相关的症状，比如排尿踌躇、排尿困难及排尿间断。排尿困难可具体表现为排尿费力、需要分段排尿、射尿无力、尿线变细等。第二组症状是储尿期症状，就是我们通常讲的憋尿相关症状，包括尿频、尿急、夜尿增多，甚至是尿失禁等。第三组症状相对来说比较容易被大家忽视，即排尿后症状，包括尿不尽感、尿后滴沥等。我们笼统地将这 3 组症状称为 LUTS。

主持人：怎样定义尿频、尿急这两种症状呢？

卢主任：尿急指的是突然产生强烈的排尿欲望，而且很难被主观意识延迟的一种情况。尿频指的是患者主观感觉排尿次数增加，一般来说日间排尿超过7次，可诊断为尿频。其实，尿频受饮水习惯等多种因素影响，其中有两种情况最为常见。第一种情况为每次排尿的尿量都是一个正常膀胱的容量（300～500mL），这是尿液生成量增加（超过正常尿量）导致的尿频，往往与一些内科疾病（如糖尿病、心功能不全）或饮水过多有关。第二种情况是在24小时尿量为1500～2000mL的前提下，因单次排尿量减少造成的昼间排尿次数大于7次，换句话说就是24小时总尿量没有明显增加，但是每次的排尿量减少了。这种情况多是病理意义上的尿频，需要泌尿外科医生的积极介入。

主持人：怎样判断尿等待呢？

卢主任：尿等待是指在开始排尿时往往要等待一段时间，其属于排尿困难的一种情况。生活中确实有一些人情况比较特殊，可能每次开始排尿时都需要等待数十秒甚至更长时间才能启动，但是排尿过程很顺畅，这种情况往往是生理原因造成的，无须治疗。需要我们关注的情况是有些患者在启动排尿时要等待几十秒或几分钟，甚至十几分钟，同时往往还会伴有尿液排出困难，可能在排尿过程中出现分段排尿、尿无力、尿线变细的情况。

主持人： 下尿路症状是由哪些疾病造成的？其与性别因素有关吗？

卢主任： 对于男性而言，造成下尿路症状的原因多与膀胱、前列腺、尿道及周围组织功能异常有关，其中最常见的是前列腺疾病。对于老年男性而言，良性前列腺增生是高发疾病。有文献报道，从组织学角度来讲，60岁以上男性良性前列腺增生的发病率为50%；80岁以上男性良性前列腺增生的发病率为83%以上。这类患者中有一半的人可能会出现LUTS。另外近年相关数据显示，前列腺肿瘤已经是泌尿外科发病率第一的肿瘤性疾病，其能够引起典型临床LUTS。

临床产生LUTS主要涉及两方面因素，一方面与尿道通畅与否（梗阻）相关，另一方面与膀胱逼尿肌收缩功能（推动力）相关。通道不畅包括各种原因导致的尿道梗阻、尿道狭窄。膀胱逼尿肌收缩功能异常包括逼尿肌收缩无力，或者膀胱过度活动、推动过于活跃，或者膀胱内有炎症、肿瘤、结石、异物，或者输尿管末端存在结石。

对于女性而言，膀胱出口梗阻（bladder outlet obstruction, BOO）导致的排尿困难其实是一个临床高发病，但因患者就医率低及医生对该病重视不够，所以常被我们忽略。据相关文献报道，女性BOO发病率高达39%。而且，女性LUTS和男性LUTS的具体表现是有差别的。我们知道LUTS包括排尿期症状、储尿期症状和排尿后症状。男性这3个阶段的症状相对比较独立，易于区分，而且储尿期症状（尿频、尿急和夜尿）更容易是其就诊的主要原因。女性同样多是因憋尿困难就诊，表现为尿频、尿急。但是经临床仔细追问，发现半数以上女性往往会诉说自己伴有明显排尿困难症状，程度甚至超过储尿期症状。也就是说，其实女性的 LUTS 更多是排尿问题导致的，却总是被隐藏在储尿期症状中，所以需要有经验的医生来帮助其诊断、鉴别。

主持人：请您为我们总结一下导致下尿路症状的具体疾病有哪些？

卢主任： 导致下尿路症状的疾病包括男性良性前列腺增生、前列腺肿瘤，尿道狭窄、膀胱感染、膀胱肿瘤、膀胱过度活动症、膀胱异物等，以上这些均是泌尿生殖系统异常因素。此外，其他系统疾病也可引起 LUTS，比如我们平时常说的睡觉打呼噜，即阻塞性睡眠呼吸暂停低通气综合征（OSAS）。这种疾病的中重度患者日久会出现缺氧，进而导致一系列问题，其中就包括明显的 LUTS，尤其是夜尿症。还有一些内科疾病，如糖尿病、心力衰竭等都可能引起下尿路症状，尤其是储尿期症状。

主持人：发生下尿路症状之后，需要进行哪些常规检查呢？

卢主任： 如果我们想针对排尿困难症状进行检查，其实就是判断患者排尿是否通畅，是否能够把尿排干净，临床上最常用的检查就是尿流率测定。另外，判断患者膀胱内是否存在异物，最常用的检查则是泌尿系超声检查。其次，我们还要考虑感染的问题，常用的检查即尿常规检查。

主持人：压力性尿失禁是高龄女性和产妇的常见病，它是由于什么原因造成的呢？

卢主任： 23% ～ 45% 的女性患有不同程度的尿失禁，其中约 50% 的患者为压力性尿失禁（stress urinary incontinence，SUI）。这是一个让女性感到比较痛苦的问题。中国成年女性该病的发病率为 18.9%；50 ～ 59 岁年龄段的女性患病率最高，约 28%。

压力性尿失禁是在患者没有想主动排尿的情况下，因为一些其他情况导致患者腹压增加，如打喷嚏、咳嗽、大笑或运动，从而出现尿液不自主地从尿道外口漏出。此病的高发人群一类为高龄女性，这类患者可能因绝经导致雌激素水平较低所致。另一类是产妇，很多妇女尤其是自然生产的妇女在产后会由于产道局部压迫及局部支撑的影响，导致尿道关闭功能出现问题，发生压力性尿失禁。另外，还有一些人在行妇科手术以后，因为神经损伤或各种因素影响其盆底的肌肉支撑，导致功能性尿道缩短、关闭能力下降，进而使其不能克服膀胱的内部压力，最终导致尿液漏出。

主持人：对于压力性尿失禁，我们通常应该怎样去治疗呢？是否绝大多数患者都能采用保守治疗呢？

卢主任：临床上，我们把压力性尿失禁分为轻度、中度和重度。轻度压力性尿失禁患者在正常行走、活动的情况下，是不容易发生漏尿的，只有偶尔因为腹压增加才会出现少量的不自主漏尿。这类患者基本不需要佩戴尿垫，通过合理的盆底肌训练，配合中药治疗，就可以达到很好的康复效果。中度压力性尿失禁患者在行走、活动等腹压增加情况下，会出现比较频繁的漏尿，这对患者的生活会造成一定的影响。大部分中度患者是需要佩戴尿垫的，临床上这类患者通过辨证应用补气固肾的中药恢复膀胱气化功能，同时联合正确的盆底肌训练3～4个月，多可得到明显改善。重度压力性尿失禁患者即使在卧位进行体位变换或者在站立位的情况下也会出现尿失禁，严重影响生活。对于重度患者来说，仅采用单纯的保守疗法很难解决问题，一般需要外科手术干预，比如尿道中段悬吊术。

主持人：中医是如何认识下尿路症状的呢？

卢主任：其实，LUTS是近十几年才被西医提出的名词。西医对LUTS的治疗强调对症处理，在尽量明确诊断和鉴别诊断的情况下，采取针对性的治疗。而在中医经典中是没有下尿路症状这个名词的，但是中医对排尿问题的研究是很深入的，早在《黄帝内经》中就有相关内容的记载。中医认为，排尿和储尿与中医所说的膀胱有关。中医的膀胱和西医的膀胱不是一个概念，中医的膀胱不是一个解剖名词。《黄帝内经》说，"膀胱者，州都之官，津液藏焉，气化则能出矣"。这句话强调了以下两个方面：第一，它强调了与排尿、储尿有关的脏器是膀胱；第二，它强调了膀胱的功能正常，需要正常的气化功能。《素问·经脉别论》中有一段话，"饮入于胃，游溢精气，上输于脾；脾气散精，上归于肺；通调水道，下输膀胱。水精四布，五经并行，合于四时五脏阴阳，揆度以为常也"。它讲述了水液进入人体以后，需要依赖于五脏六腑的互相配合，最后到达膀胱进行气化的过程，突出体现了中医整体观的核心思想。中医在治疗 LUTS 的时候，除了要借鉴西医的诊断和鉴别诊断，更要考虑中医的整体观思维，抓住膀胱气化的核心，利用五脏六腑的相关性辨证论治，这样才能达到比较好的临床效果。

主持人：中医治疗下尿路症状有哪些独特的优势呢？

卢主任：中医治病一定要在中医理论指导下进行，离不开整体观和辨证论治。中医治疗 LUTS 的核心就是恢复膀胱的正常气化功能。通过前面的论述我们可以知道，五脏六腑的任何一个环节出现问题，都可能导致膀胱功能出现问题。西医治疗本病侧重的是明确诊断和鉴别诊断，在明确泌尿系统或其他系统疾病的发病原因的基础上进行对应处理。而中医则是要结合舌脉和症状进行精准地辨证，找出五脏六腑影响膀胱气化功能的具体环节，然后针对这个环节，发挥中医药的辨证优势，纠正膀胱气化失司的状态，从而达到恢复膀胱储尿和排尿的平衡，这样才能使临床症状得到明确改善。

主持人：在针对下尿路症状的中西医结合治疗中，您认为中医是占辅助位置，还是占主导位置呢？

卢主任：如果患者存在明确的梗阻，那么去除梗阻就是主要治疗目的。此时，不论是西医，还是中医，对其均是要先尝试药物治疗，如果药物治疗的效果不好，外科手术则是一个非常好的方法。正确的外科手术对于梗阻的治疗具有无可比拟的优势。如果是膀胱本身出现了问题，尤其是膀胱推动力出现了问题，比如膀胱逼尿肌收缩无力，没有力量进行推动，这种情况对于西医来说就是个难题，而中医治疗对其则有巨大优势。所以，不同情况，不同处理，中西医各擅胜场。

主持人：接下来进入提问环节。这位网友的问题是，慢性前列腺炎和尿路感染会不会发展为肾小球肾炎呢？

卢主任：细菌性慢性前列腺炎属于生殖道炎症，而肾小球肾炎是免疫相关疾病。两者属于两类不同的疾病，关联性不大。

守好脾胃，让孩子长得更茁壮

肖和印（中国中医科学院望京医院儿科主任医师）

扫码看完整视频

小儿厌食是儿童期的常见疾病。厌食不仅仅是孩子不爱吃饭这么简单，还可能造成孩子注意力不集中、贫血、爱发脾气、反复呼吸道感染、营养不良、发育迟缓、佝偻病等问题。

中医认为小儿脾常不足、饮食无节，容易出现厌食、便秘、腹泻等消化系统疾病，通过系统的中医调理可以有效改善这些问题，助孩子健康成长。

主持人：哪些原因可能造成小儿厌食症呢？

肖主任： 造成小儿厌食症的原因是多方面的。第一个方面是先天禀赋不足。中医儿科有一种说法，即小儿常"三有余，四不足"。"四不足"中很重要的一点就是"脾常不足"。机体的生长发育及脏腑的功能成熟都需要一个过程，而小儿机体尚未发育成熟，脾的运化功能差一些。第二个方面是饮食不节。有些家长对孩子的喂养存在一些误区，他们觉得孩子总是饿。而孩子是不知道饥饱的，即使是吃多了，也不会表示自己饱了。所以在不知不觉中，孩子经常会有吃多的情况。这些现象，都很容易损伤孩子的脾胃。第三个方面是痰湿内生。第四个方面是脾胃虚弱。

孩子先天本身就不足，后天又容易受到外界因素的影响，气候、疾病、药物及饮食都会对脾胃造成伤害。最后一个方面就是情绪问题。孩子经常生气、哭闹，也会导致厌食。所以，以上因素都会对小儿厌食症产生影响，但其根本原因还是在于脾胃。

主持人：哪个年龄段的孩子是小儿厌食症的高发人群呢？

肖主任：一般来说，1～6岁是小儿厌食症的高发年龄。相对来说，在孩子的生长阶段中，婴幼儿是小儿厌食症的高发人群。但在年龄比较大的儿童或者是青少年群体中，也有不少人患小儿厌食症。

主持人：小儿厌食症是否也分轻、中、重度？我们又该如何区分呢？

肖主任：我们是根据孩子的食量来区分厌食的严重程度的。一般来说，孩子的食量减少超过正常食量的1/3时，就认为他患有轻度的厌食了；如果他的食量少于正常食量的一半，那就是中度厌食；如果超过一半，那就是严重的厌食了。

主持人：厌食会对孩子的生长发育造成哪些影响呢？它又会造成哪些疾病呢？

肖主任：长时间的厌食会导致孩子的营养得不到及时地输送和补充，从而造成身体缺乏各方面的营养素，如微量元素、蛋白质、膳食纤维等。如果长期缺乏这些营养成分的话，就会造成气血的生化不足，从而导致抵抗力下降，孩子就容易生病，时间长了还会造成营养不良。中医把小儿厌食症叫作"疳证"。该病会严重地影响小孩的生长发育。患者可能会出现体重减轻或体重不增长，以及身材矮小、青春期延迟等情况。

如果一个孩子长期厌食，就会气血不足，这会造成夜盲症。如果是维生素D缺乏的话，就会造成佝偻病，表现为骨骼畸形、出牙延迟，或者是出牙的顺序紊乱，以及语言发育迟缓、运动发育减弱等。有些孩子的血钙会降低，这会引起抽搐，一旦存在发热、感冒等诱因，就很容易引发惊厥。另外，蛋白质及微量元素铁的摄入不足还会造成孩子贫血，表现为头晕、乏力、记忆力减退，甚至是智力下降。进食不足会导致低血糖，孩子可能会出现突然晕倒。长期营养不良还会导致人体内蛋白质的含量下降，造成低蛋白血症，表现为身体水肿。病情严重的患者还会出现免疫球蛋白的合成不足，容易发生反复的呼吸道感染，从而引起一系列疾病。另外，因为孩子吃得少，所以他的体力会比较差，可能无法与小朋友们一起玩耍，长时间则容易造成性格孤僻。所以，这个疾病对孩子的影响是非常巨大的。

主持人：为了避免小儿厌食症，孩子在日常生活中应该注意什么呢？

肖主任：孩子刚出生时，主要吃的是母乳。等到添加辅食时，家长就要注意了，辅食的添加一定要及时。添加辅食要注意以下几个问题。第一，添加的辅食要能够满足孩子的生长发育需要、热量的摄入，以及其他营养素的摄入。第二，要在此时培养孩子的进食习惯。添加辅食要遵守以下几个原则，即从少到多，从细到粗，从稀到稠，从一种到多种。首先，让孩子吃得少一点，慢慢去适应食物，接受食物的口味和口感。家长应该经常更换饮食的品种，这样才不至于造成孩子的挑食、偏食。1岁以内的小孩，要尽量减少盐的摄入。另外，一定不要给孩子养成喜欢喝饮料、吃甜食的习惯，否则很容易造成肥胖。孩子是很容易积食的，因为他们的消化功能不够完善，所以家长不应该给孩子喂食得过多。饮食中含有的纤维素比较少，孩子就容易出现便秘，可能还会因为便秘而引发嗓子发炎等一系列的问题。

主持人：怎样治疗小儿厌食症呢？对于轻、中、重度患者，是否有不同的治疗策略呢？

肖主任：对于轻、中度的厌食患儿，可以调理其饮食，适当地给其口服一些中成药、中药汤剂，同时辅助配合推拿、针灸等疗法。但是对于重度患儿，特别是出现严重营养不良的患儿来说，则需要进行住院治疗，在医生的指导干预下对其进行纠正。只有先把这种营养不良改善以后，才能增加孩子的食欲。

主持人：中医是怎样认识小儿厌食症的？在治疗上有哪些独特的优势呢？

肖主任：从目前来看，西医对该病没有什么好的治疗办法。但是中医药对该病的治疗方法相对来说比较丰富。中医强调"辨证论治"。小儿厌食症的第一种证型为脾胃虚弱型。该类型的孩子通常表现为体形偏瘦、精神尚可、舌淡苔薄白。此时孩子的病情较轻，可以用一些中药汤剂或中成药来理脾开胃。第二种证型是脾胃湿热型。这种类型多发生在夏季，因为夏天湿热的环境很容易对孩子造成影响，让其不适饮食、厌恶饮食，同时还会出现口渴不欲引、肢体倦怠，以及口臭、恶心、呕吐、大便臭、小便黄的症状。我们可以给他用一些清热燥湿、助脾健运的中成药或中药汤剂进行治疗。第三种证型是脾胃气虚型。此类型多为病情迁延日久所致，孩子一般都比较瘦弱、面色少华，舌淡苔薄白，整体显现一派虚象。这种类型的患儿要去医院请医生进行专业的辨证治疗。第四种证型是脾胃阴虚型。这种类型的孩子多表现为口干舌燥、形体消瘦、皮肤干燥、小便少、大便干、手脚心发热、舌质红或者是舌中间有裂痕。对于这类孩子，中医的治疗原则为滋脾养胃。第五种证型是肝脾不和型。这类孩子除了有不爱吃饭的表现外，还会出现脾气急躁、面色少华、肢体倦怠的症状，也需要找专业的医生诊治。中医治疗该疾病的优势，除了口服中药以外，还有贴敷、针灸、耳穴、推拿等疗法，效果也是非常不错的。

主持人：家长应该如何对孩子进行科学喂养呢？

肖主任：世界卫生组织对儿童的生长发育非常重视，经常给出一些指导性的意见。从 2020 年开始，中国也有了儿科的医生专家共识及喂养指南。世界卫生组织提倡 6 个月以后给孩子添加辅食。但是大部分中国的儿科医生还是建议在孩子 4 ～ 6 个月时，就开始添加辅食。其实，这是根据孩子生长发育的情况而定的。如果孩子对食物很感兴趣、很渴望，此时我们就可以给他适当地开始添加辅食了。一般来说，纯母乳喂养的孩子，在 6 个月以内是可以满足营养需求的。但 6 个月以后，母乳就不能满足孩子蛋白质、铁、锌，以及一些脂溶性维生素等营养成分的需求了。所以，我们要及时给他补充母乳不能提供的营养原料。

这个时候，我们还要增强孩子的进食和消化能力，给他建立一个良好的进食习惯，同时要促进其味觉的发育，锻炼他的咀嚼和吞咽能力。所以，添加辅食一定要从细到粗、从稀到稠，给孩子一个适应和练习的过程。添加辅食还可以促进婴幼儿生理行为的发育。因为喂食或帮助其进食的过程，是可以建立亲子关系的。另外，还要让孩子养成良好的卫生习惯。家长在处理好食物的同时，要把孩子的手洗干净。同时，我们要慢慢地训练孩子使用碗筷的能力。家长还要随着孩子年龄的增长，给他增加食物的种类，要给孩子多喂些蛋白质类食品，像做得比较软烂的肉类、切碎的煎鸡蛋或者是鸡蛋羹。

还有就是喂养次数的问题。6～8个月的孩子，如果是母乳喂养，1天喂2～3次即可。9个月到2岁之间的孩子，因为母乳变少了，所以喂养的次数就要增加，一般1天喂3～4次，同时根据孩子的情况，可以加餐1～2次。加餐的食物，既可以是主食，也可以是副食。值得注意的是，磨牙饼干之类的食物对孩子是不太好的。因为这种食物需要孩子不停咀嚼，这样就会让他不停地分泌消化液，同时胃也在不停地蠕动。而到了真正吃饭的时候，消化液的分泌就没有那么大的量了，其所含消化酶的含量也随之减少，从而影响孩子的消化能力。我们还可以根据需要，给孩子食用一些含有维生素及矿物质的食物。我经常遇到有些家长给孩子喂食含铁的米粉。其实如果孩子没有贫血，是不用给他补铁的，因为这会让孩子容易出现便秘。另外是给孩子吃水果的问题。水果中或多或少都含有膳食纤维，家长可以适当给孩子吃一些水果。但是从中医理论来讲，有些水果是寒性的，有些是凉性的，有些是中性的，还有些是温性的。如果孩子"上火"了，就不建议给他吃荔枝；如果孩子腹泻了，就不建议给他吃火龙果、梨、猕猴桃等。我们刚才提到添加辅食的原则有先稀后稠。对于很小的婴儿，我们可以给他吃得稀一点。一般来说，孩子在4～6个月时就开始长牙了，9个月以后的孩子可能已经长几颗牙了。这个时候孩子自己也有咬东西的欲望，我们就可以把食物做得稍微稠一点，也可以做一些手指食物，让孩子直接咬着吃。这样可以帮助孩子磨牙，练习咀嚼能力。1岁以上的孩子就可以吃婴儿饭了，像烂饭、稍微稠一点的粥，一般孩子1次大概可以吃3/4碗。一定不要突然给他吃得太多，否则很容易造成积食。所以，我们要根据孩子体重的增加、月龄的增加，来适当地、慢慢地增加他的食量。我们最好不要给孩子吃半成品或者真空包装的食品，还是应该自己在家做给孩子吃，自己做的食物能够保证没有添加剂。同时，还要注意食物的多样性。其中，瘦肉、鸡蛋等蛋白质类对孩子的生长发育很重要。主食可以选择谷物，也可以选择根茎类植物，如山药、白薯等。另外，我们还要给孩子吃富含胡萝卜素 A 的蔬菜水果，比如南瓜、胡萝卜等。经常有家长说自己家的孩子挑食、偏食，但其实是因为有些家长自己就有挑食、偏食的坏习惯，不爱吃的东西从来不买，所以孩子没吃过、没见过，不知道这种食物是什么味道，从而导致挑食、偏食。

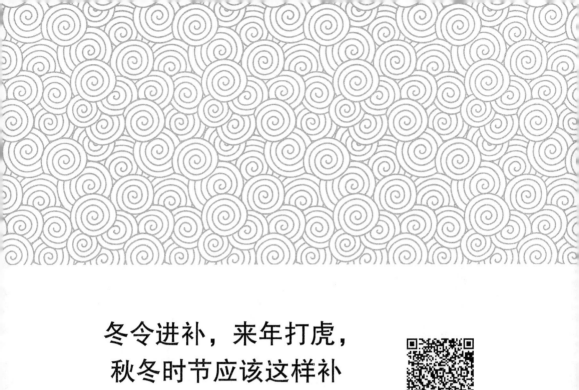

冬令进补，来年打虎，秋冬时节应该这样补

扫码看完整视频

张晋（中国中医科学院西苑医院治未病中心主任）

立冬，是冬季的起始，自此万物进入休养、收藏的状态。立冬宜进补，民间有谚语"立冬补冬，补嘴空"，古时农民劳动了1年，要利用立冬犒赏一家人的辛苦，便在立冬这天杀鸡宰羊或以其他营养品进补。

如今我们的生活水平提高了，高血糖、高血脂等"富贵病"随之而来，秋冬时进补的策略也需要有所调整。

主持人：秋冬进补的总体原则是什么？

张主任： 中医有句话"春夏养阳，秋冬养阴"。实际上，我们一年四季都应该以中医的方式进行养生。我们都知道立秋要"贴秋膘"，而立冬则是要"补冬"，秋天要养收敛之气，冬天要养收藏之气，"敛"和"藏"是两个不同的概念。

主持人：该怎样理解"藏"呢？

张主任："春生夏长，秋收冬藏"是一年四季不变的过程。如果把生、长、化、收、藏放在一天之中，那么早晨就像春天一样，充满生发的朝气；中午就像夏天一样炎热，处于正阳状态；下午就像秋天一样，太阳落山，一切都收敛回来；晚上就像冬天一样，人们要睡觉、要养藏。人们常说"春困，秋乏，夏打盹"，这可能与中医所说的"冬不藏精，春必病温"有关。也就是说，在冬天做好收藏，会使春天的生发之气强一些，就类似于晚上睡个好觉，第二天早上会精神百倍一样。

主持人：在进补方面，您有什么好的建议吗？

张主任：中医讲究"司天，司人，司病证"。"司天"就是说我们在进补时，首先要考虑天气的变化，每一年的岁气都有所不同。"司人"就是要考虑人的不同，青少年、壮年、老年是人生、长、壮、老、已的过程。最后就是要"司病证"，常见的疾病有很多，如糖尿病、脑梗死、心肌梗死，以及各种呼吸系统疾病等。所以，中医养生要考虑天的变化、人的不同及病证的不同，三者要相互结合。青少年就像八九点钟的太阳，阳气会旺盛一些；直至壮年，阳气会越来越旺盛；到了更年期，即开始向老年转变的时候，就相当于过了正午，太阳开始逐渐下落；到了老年，我们强调的重点则是让他衰老得更慢一些，此时就不要进行过度运动了，这个阶段阳气会相对越来越弱，就像下午或者是秋冬一样，阳气要收藏了，人也到了退休的年龄，该回家颐养天年了。所以，人的生、长、壮、老、已就是阳气逐渐由弱到强，再由强到衰，直至到弱的过程。

主持人：入冬后，我们的日常起居是不是该有所调整呢？

张主任：是的。中医讲究"八节"，八节又分为四立、二分、二至。四立包括立春、立夏、立秋、立冬。另外四节是二至、二分，即冬至、夏至、春分、秋分。四立是季节变化比较明显，好像是节点一样的节气；而二至是阴阳之极，二分是阴阳平分。其实，它们都与阴阳密切相关。从立冬开始，就由秋天的肃杀，转变为冬天的收藏了。冬天要避寒就温，就是说我们要开始避免过度的寒凉，保护好自己的身体阳气，同时还要勤晒太阳。冬天养生"必待阳光"，我们要等阳光出来后再去户外锻炼，正好用自然界的阳气来孕育我们自身的阳气。

主持人：您可以举例说明不同体质的人，在立冬时节都适合吃些什么食物来调养身体吗？

张主任："秋冬养阴"，有人会误解"养阴"的意思，他们可能认为阴是冷、是寒，所以就去吃一些寒凉的东西，其实这是不对的。这里的养阴指的是敛藏、养精。敛藏是减少耗散，养精即滋养肾精。冬天比较适合吃的食物有当归生姜羊肉汤，这也是张仲景的一个方子。其中用的就是简单的几种食材，包括羊肉、生姜、当归。它既能很好地暖胃，又能很好地温阳，同时还有补肾的作用。它适合阳虚寒凝，平时怕冷的人吃。相反还有一些人，尤其是青少年或者壮年，他们的阳气很旺盛，但是平常喜欢喝酒吃肉，吃辛辣的食物也比较多，这样体内就会有很多积滞的内热或者痰湿。对于这样的人，我们可能就要给他用一些养阴之品，比如平时可以泡一些生地黄、麦冬之类的养阴之品当茶饮用，同时还可以用一些菊花来清肝火。

主持人：如何辨别肾阳虚和肾阴虚？两者的表现分别是什么呢？

张主任：肾阴虚、肾阳虚属于脏腑辨证与八纲辨证相结合的证型。脏腑包括心、肝、脾、肺、肾（五脏）；小肠、胆、胃、大肠、膀胱、三焦（六腑）。八纲辨证包括阴阳、寒热、虚实、表里。阳和阴可以代表热和寒。所以如果出现口干舌燥、大便干、夜间容易出汗的症状，那可能是阴虚的问题。而出现以下情况，我们就可以将疾病定位在肾。"腰为肾之府"，所以肾虚时可能会出现腰膝酸软。另外，"肾开窍于耳"，所以肾虚时还可能出现头晕、耳鸣。所以，这样先辨阴阳，再辨病位，则可以考虑这是一个肾阴虚的患者。相反，肾阳虚的患者则多表现为手脚冰凉、舌质淡，而且还很怕冷。中医将这种现象形容成"腰重如带五千钱"，沉重得好像坐在湿地里一样，这就属于非常严重的肾阳虚了。

主持人：中医有没有什么好的调理方法，能够改善冬天口干舌燥的问题呢？

张主任：在暖气很热的情况下，它会影响房间里的湿度，使环境变得干燥，这样就会使我们出现口干舌燥的症状。如果出现了这种情况，首先我建议大家改变环境，其次就是多饮水，让体内的津液达到平衡。对于在秋冬季节，常表现为口干舌燥而且不能吃凉东西的人来说，我常推荐其使用《温病条辨》中的一个药方——杏苏散。该方是由杏仁、紫苏叶、陈皮、半夏、甘草、生姜、桔梗等温润药物组成的，可以明显缓解这种凉燥。

主持人：您能给我们推荐一些代茶饮吗？

张主任：如果患者表现为五心烦热、心慌、寐差、自汗，我推荐其使用生脉散化裁，药物组成为党参或者人参，再加麦冬和五味子。容易"上火"的人，可以用西洋参或者太子参来代替党参、人参，再适当增加麦冬的用量。五味子是酸、苦、甘、辛、咸五味俱全的一味中药，能起到很好的收敛作用。陈无择的《三因极一病证方论》中记载了五味子汤。其以五味子为君药，用来收敛肝气，酸甘化阴。我们用它做代茶饮，可以缓解气阴不足所致的口干舌燥、心慌等问题。

主持人：平时爱口舌生疮、内火很大的患者，在冬季适合用什么样的代茶饮呢？

张主任：首先，我们就要考虑他的致病原因。如果是因为压力比较大，情绪紧张，或者是因为焦虑而引起的肝气郁结、肝火旺盛，则可以使用以菊花为主药的代茶饮。菊花有非常好的清肝明目、利咽的作用。另外，还可以配上一些玫瑰花、牡丹花，来增加其疏肝行气活血的作用。如果是更年期的女性，可能还会伴有出汗较多。对于这种类型的患者来说，可以用甘麦大枣汤。我经常向患者推荐用浮小麦 15 ～ 30g，再加上炒麦芽泡水喝。因为冬天的时候，有些人吃得多、活动少，若有食积，体内不仅有肝火，还会有脾胃之火，所以用一些炒麦芽配合浮小麦，能够改善食积引起的内热，清泄心肝血虚引起的内热。其实内火不仅包括肝火和心火，还包括胃火和肺热。胃火旺常表现为舌红苔黄腻、胃部不适。对于这种情况，患者可以用一些小麦、山楂之类的药物做代茶饮。而对于肺热的患者来说，可以用一些麦冬之类的能够润肺的药物。

但是我建议大家还是要找医生进行诊治，因为医生能够根据个人的情况判断其体质，同时还会根据年龄的变化、季节的变化、体质的变化、服药后的变化进行调整用药。

主持人：针对体质衰弱的朋友，中医有没有一些好的办法能够预防秋冬感冒呢？

张主任：中医有一句话，叫作"正气存内，邪不可干"。所谓正气，就是我们身体里能够抵抗外邪的正能量，比如气血。如果在气血充足的情况下，机体抵御外邪的能力就会很强。我们想让身体更强壮，就要做到以下几点。第一，不要过度消耗我们的身体。第二，在日常饮食及作息中，要给机体进行补养。这就提到了我们今天的主题——"冬令进补，来年打虎"。其实，秋冬是一个很好的进补时节。中医有一种方法，叫作"膏滋进补"。所以，秋天可以吃秋膏，来进行收敛；冬天就可以吃冬膏，来进行养藏。

主持人：针对心脑血管疾病及慢性阻塞性肺疾病等慢性疾病人群，您有没有一些冬季日常起居方面的小建议呢？

张主任：因为冬季寒冷天气容易诱发心脑血管疾病及慢性阻塞性肺疾病等慢性疾病，中医里有句话，叫"形寒饮冷则伤肺"，所以在秋冬季节，有呼吸道疾病的人就很容易受到寒冷的影响，这个时候避寒就温是非常重要的。就心脑血管疾病而言，问题的关键在于血液循环。中医认为"寒凝血瘀"，就是说受寒以后，血管中的血流速度会变得缓慢，慢到一定程度则容易引起瘀血阻滞。所以，寒凝会加重这类患者的病情。这类患者应该及时保暖，同时顺应冬季的日升日落，做到早睡晚起，利用夜晚的时间来保养阳气。

主持人：关于冬季泡脚这种养生方式，您有没有一些建议给到我们呢？

张主任：泡脚是一种养生形式。它首先起到的是温热的作用，其次能够改善血液循环，同时还可以补气。这对于冬天祛寒来说是非常有帮助的。另外，很少有人早晨泡脚，一般都是晚上临睡前泡脚，这样做还有一个好处，就是泡脚有助于睡眠。中医认为，头凉脚热有助于睡眠。至于泡脚时间长短的问题，我们认为适度就好，泡到身感发热、微微汗出的状态就可以了。值得强调的一点是，对于糖尿病周围神经病变及下肢血管病变的人群来说，他们对自己脚的温度的感受是弱的，也就是说可能水温已经很高了，或者是已经出现烫伤了，但是他们自己感受不到。所以，此时就需要让家人帮他们感受水温。泡脚的温度一定不能太高，也不能以某一个度数为准，而是应该以不伤害为前提。

肩颈酸痛、头晕手麻……怎样让颈椎老得慢一点

扫码看完整视频

秦丽娜（北京中医药大学第三附属医院康复科主任）

颈椎病可引发头颈部肌肉疲劳痉挛、头晕头痛、手脚麻木、走路脚踩棉花感等一系列症状。长期伏案工作、颈部过度运动、睡眠姿势不良、枕头高度不合适、坐位或站立姿势不当等都容易诱发颈椎病。

主持人：如何分辨自己是否得了颈椎病？

秦主任：颈椎病是一个常见病、多发病，尤其是在寒冷季节，其发病率更高。如果我们经常感觉肩颈酸痛，其实就是患了颈椎病。这种颈椎病属于颈型颈椎病，又称单纯性颈椎病，多表现为颈部容易疲劳，遇寒疼痛加重，休息后得到缓解，但易复发。这就是颈椎病早期的表现。

主持人：有哪些方法能够帮助缓解颈椎病的不适症状？

秦主任：最简单的缓解方式就是放下手机，远离计算机，多休息。导致颈椎病的主要原因是长期的颈部劳损，包括伏案工作，使用手机、计算机，看电视，打牌，开长途汽车，绣十字绣等。另外一个颈椎病的诱发因素是寒冷。颈椎病初期，如果出现颈部僵硬、酸痛，尤其在抚摸时感觉轻微肿胀的时候，先不要热敷，但是要注意颈部保暖，因为有的时候热敷会导致肿胀加重。我们也可以外用一些能够活血化瘀的膏药。在症状得到轻微缓解时，我们还是要注意应该继续休息，以稳定成果。等到颈部彻底无疼痛感后，就要开始做康复锻炼了。

主持人：如果怀疑自己患有颈椎病，应该去医院做哪些检查呢？

秦主任： X线检查是颈椎病早期的初步检查，一般需要拍正、侧、双斜位等5张X线片，来分别检查颈椎的生理曲度及关节的位置。如果是存在手麻症状的患者，一定要拍X线双斜位片，来检查椎间孔；如果是经常出现头晕、头痛的患者，就要拍X线张口位片。如果通过X线检查发现颈椎已经出现了问题，此时为了了解脊髓及神经根受压迫的程度，我们会建议患者做颈椎的核磁共振检查。另外，与颈椎相关的检查还有颈部TCD、颈部血管超声等。如果患者发生与颈椎相关的头晕、头痛，或者是血压忽高忽低，这可能是颈椎影响了脑部血液的供应，此时应该做颈部血管超声检查，来观察血流速度及血管有无狭窄。如果颈椎病进一步发展，患者出现肢体无力、脚踩棉花感，甚至是肌肉萎缩，这个时候我们就建议其做肌电图检查，以了解神经受损的程度。以上就是与颈椎相关的常用检查。

主持人：颈椎病分为哪些类型？

秦主任：西医将颈椎病分为 6 种类型。第一种类型是最常见的颈型颈椎病。它的临床表现突出一个"僵"字，尤其是伏案工作久了，或者遇到寒冷，都会加重患者颈部的僵硬酸痛，同时肩膀、背部也会感觉不舒服。这种僵硬疼痛主要与肌肉有关。这种类型的患者做 X 线检查时，会发现颈部曲度稍有改变，但椎体没有严重的增生，椎间孔也没有严重的狭窄。这也是初期的颈椎病，经过及时治疗是可以逆转的。第二种类型是神经根型颈椎病。这种类型的颈椎病也很多见。它的临床表现突出一个"麻"字，有的患者是一侧肢体麻木，有的患者是双侧肢体麻木。很多这种类型的颈椎病患者均非常紧张，甚至怀疑自己得了脑梗死。虽然脑血管病也会引起麻木等感觉障碍，但是多表现为单侧肢体或者是半身的麻木。另外，此类型颈椎病患者麻木的特点与姿势相关。此时我们在 X 线片上会发现其椎间孔是变窄的，存在挤压的情况。第三种类型是椎动脉型颈椎病。它的临床表现突出一个"晕"字，尤其是在颈部位置发生变化时，患者容易出现头晕。第四种类型是交感型颈椎病。它也是最容易出现误诊、漏诊的类型，这是因为其所表现的症状比较复杂，比如有的人表现为心慌，有的人表现为高血压。第五种类型是脊髓型颈椎病，这种类型比较严重，患者多表现为走路脚踩棉花感、肢体无力。

它也是手术率比较高的一种类型。最后一种类型是混合型颈椎病，也就是 2 种或 3 种以上的颈椎病同时发作。

中医从脏腑、阴阳的角度，将颈椎病分为 5 种证型。第一种证型是风寒阻络型，这种类型的患者多表现为受凉以后颈部肌肉僵硬。第二种证型是瘀血阻络型，这种类型的患者多表现为颈部刺痛，入夜尤甚。第三种证型是痰瘀互结型，这种类型的患者会表现为头晕。第四种证型是气血不足型，这种类型的患者大多年龄比较大，患颈椎病的时间比较长，通常以肢体无力、麻木为主要表现。第五种证型是肝肾亏虚型。它也是多见于病程比较长的老年患者，且多合并骨质疏松，同时还有肝肾不足的表现。

主持人：西医分类中的颈型颈椎病，对应的是中医分类中的哪种类型？

秦主任：它主要对应的是风寒阻络和瘀血阻络两种证型。这类颈椎病患者多表现为肌肉痉挛、僵硬、疼痛，或者是频繁的落枕。首先，我们建议让患者先做一个颈部的 X 线检查。中医有句话叫"骨正筋柔"，如果医生通过 X 线片发现患者有寰枢椎错位的现象，还是要先使其复位，然后再采用药物、针灸等方法进行治疗。一般这类患者多是由于肌肉问题导致的，所以我们常采用针刺、艾灸、中药热敷等方法对其进行治疗，同时也可以让患者口服一些能够舒筋通络的中药。但是最重要的还是纠正不良生活习惯，多休息。

主持人：西医分类中的神经根型颈椎病，对应的是中医分类中的哪种类型？

秦主任：它主要对应的是瘀血阻络型颈椎病。另外，如果神经根型颈椎病迁延时间过长，患者已经出现放射性的疼痛、麻木，以及肢体力量受到影响时，此种类型则对应的是中医所说的气血不足型颈椎病。因为只有椎间孔发生变形，压迫到相应的臂丛神经时，才会导致上肢的麻木、疼痛、无力。最直接的改善椎间孔的方法是牵引配合针灸治疗。我们腋窝下有一个穴位，叫作极泉穴。针刺此处，就是直接刺激臂丛神经。这是比较直接的治疗方法。另外，我们还可以让患者配合服用一些营养神经的药物，比如 B 族维生素。

主持人：西医分类中的椎动脉型颈椎病，对应的是中医分类中的哪种证型？

秦主任：它主要对应的是痰瘀互结型颈椎病。痰瘀互结型颈椎病的主要表现是晕，这主要是由于脑供血不足导致的。导致脑供血不足主要有两个因素。第一个是血管内因素，如动脉硬化、动脉斑块。对于这种情况，患者可以口服阿司匹林或降血脂的药物来进行改善。第二个是血管外因素。脑供血不足大多是因为血管变细导致的。而导致这种现象的原因，一是血管内长了斑块，一是血管外受到了压迫。所以有的时候我们很难鉴别颈椎病导致的头晕和一过性脑供血不足导致的头晕。此时，我们就要让患者行颈部血管超声检查。另外，椎动脉型颈椎病常表现为移动性的眩晕，所以患者需要戴颈托来固定、保护颈部。这个时候，我们要检查患者的寰枢椎。如果是由于寰枢椎偏移导致的晕，则应该立即将其扶正。但是这类患者的寰枢椎关节一定不会很稳定，所以复位后要坚持做康复锻炼，让其恢复稳定。

主持人： 西医分类中的脊髓型颈椎病，对应的是中医分类中的哪种证型？

秦主任： 脊髓型颈椎病所表现的症状，总结为一个字就是"软"。因为导致这种类型颈椎病的原因是病变压迫到了脊髓。脊髓是我们的神经中枢，它被压迫后患者则会表现为肢体无力、肌肉萎缩。病情严重的患者可能会出现拿东西掉落、走路脚踩棉花感的症状。这个时候一定要让患者做核磁共振检查。脊髓型颈椎病也是采用手术治疗占比较大的一类颈椎病。

主持人：为什么脊髓型颈椎病的患者需要手术治疗呢？

秦主任：颈椎病的手术治疗需要 3 个指征。第一个是患者存在进行性加重的肢体无力、肌肉萎缩。第二个是患者已经在正规医院连续进行 3 个月的保守治疗，如药物、针灸、推拿等，但都没有得到缓解，同时影像学检查也提示病情比较严重。第三个是治疗效果不稳定，病情反复发作，严重影响到患者的工作、学习及生活。存在以上 3 种情况，就要考虑行手术治疗了。

主持人：您能为我们详细讲解一下"颈椎生理曲度"吗？

秦主任：正常的颈椎是有一个向前屈曲的生理曲度的，这个弧度一般为 22°。颈椎椎体后缘，也就是棘突相连，应该是一个平滑圆润的弧状。颈椎前面的最突点与脊柱垂直线之间的距离为（12±5）mm。这就是正常的弧度。颈椎生理曲度是符合人体力学的。如果曲度变直，我们会感觉颈部、肩膀酸累，而更严重的其实是颈椎没法正常受力。颈椎生理曲度变直是一个慢性的日积月累的过程，是因为肌肉疲劳僵硬以后，将其拉直的。所以我们应该缓解颈部肌肉的疲劳，比如不要长期低头、要注意保暖、多进行热敷等。另外，中医推拿手法也可以放松疲劳僵硬的肌肉。

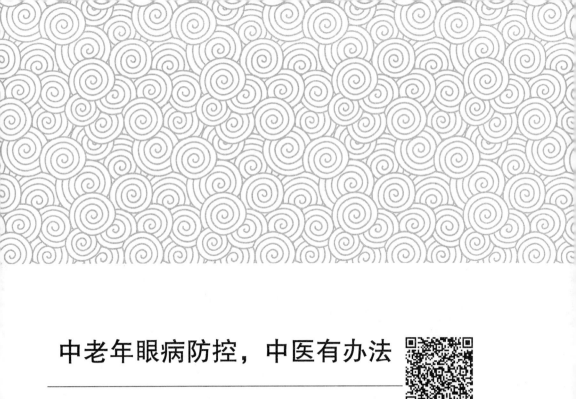

中老年眼病防控，中医有办法

冯俊（中国中医科学院眼科医院眼底病青光眼科主任）

扫码看完整视频

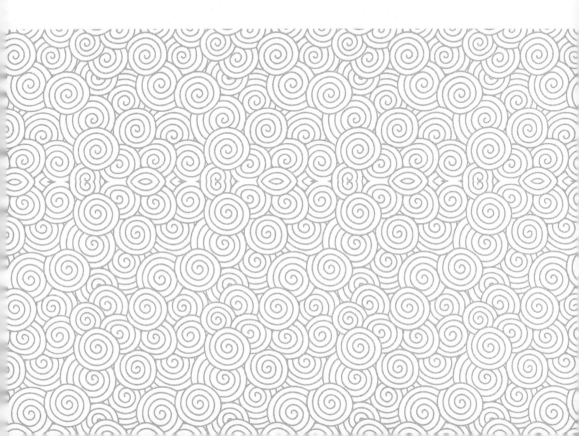

随着我国社会信息化、数字化提速，中老年人群对视觉质量的需求越来越高，中老年眼病防控需求空前提高。在 2021 年 11 月 6 日举办的"北京中医药学会中老年眼病论坛 2021"中，中老年眼病专业委员会首次提出了中老年眼病防控的"三早""三防""三治"原则。

主持人：眼球的构造是怎样的？

冯主任：眼球是一个球体。眼睛上方有 6 条肌肉，它们能够使眼球灵活地向各个方向转动。其实，照相机的设计灵感就是来源于眼球结构。眼球最前面的是表层的角膜，它是眼球的最外层，起到保护眼球的作用。第二层叫作葡萄膜，位于白眼球和视网膜之间。它充满了色素，相当于照相机中的光圈。葡萄膜包括虹膜、睫状体和脉络膜 3 部分。最里面的一层是视网膜，它的上面有血管。在眼球的里面还有几个非常重要的结构。比如虹膜，它的中间有一个小孔，就是瞳孔，中医也管它叫作瞳神。它能够起到调节光线，控制眼球内光线多少的作用。在瞳孔的后面是晶状体。晶状体相当于照相机的镜头。外界的各种形态、各种光线，经过晶状体和角膜的聚焦，落到视网膜上，然后进行成像。晶状体如果浑浊了，就会引起白内障。其实，老花眼也与晶状体有关。再后面的透明的结构，就是玻璃体。它能够起到支撑眼球的作用。以上就是眼球的基本结构。

主持人：中老年群体常见的眼部疾病有哪些？

冯主任： 常见的中老年眼病包括以下几种。第一种是老花眼，第二种是干眼症，第三种是白内障，第四种是青光眼。其次还有 3 种常见的眼底病。第一种是老年黄斑变性，第二种是糖尿病视网膜病变，第三种是视网膜静脉阻塞。另外，还有一种眼部疾病在青少年时期就已经开始酝酿了，那就是近视。青少年近视现在已经成了一个"国病"，大家对此都非常重视。到了中老年以后，近视还会对眼底造成损害。据统计，近视已经是处在第二位的致盲眼病了。所以高度近视，尤其是病理性近视引起的黄斑病变，对中老年眼健康的损害是非常大的。

下面，我将为大家介绍这些中老年眼病的概况。第一种疾病是老花眼，也叫作老视。它是一种生理性的、退行性的改变。此病的主要病理变化是晶状体的硬化、睫状肌的收缩力下降。一般在 40 岁左右，有的人可能会感觉低下头看得很清楚，抬起头就变得模糊，等一会儿又能看清楚了。其实这就是轻度老花眼的表现。时间长了，这类人看东西会越来越模糊。据统计，目前全球大概有 10 亿人存在老花眼的情况。在中国，35 岁以上人群出现视疲劳或者老花眼者，大概占 56%。第二种疾病是干眼症。它是由于各种原因导致的以眼部干涩、眼睛有异物感或烧灼感为主要症状的眼病，同时此类患者还会伴有视物模糊、怕光、眼睛痒等症状。我国干眼症的发病率为 21% ～ 30%。它在中老年人群中更为普遍。据统计，40 ～ 84 岁人群中干眼症的患病率是 21%；70 岁以上人群中干眼症的患病率是 36.1%。所以，干眼症也是一个中老年高发的眼部疾病。第三种疾病是老年性白内障，也叫年龄相关性白内障。它是中老年群体最常发生的一类眼部疾病。导致其发病的主要原因是晶状体浑浊。晶状体浑浊后，我们看东西就会开始变得模糊，视力也会逐渐下降。随着年龄的增长，该病的患病率也会越来越高。据统计，50 岁以上人群的白内障患病率大约是 22.78%；70 岁以上人群的白内障患病率大约是 80%；80 岁以上的人群，几乎每个人都患有白内障。我国国土面积辽阔，因为纬度的不同，紫外线光照的不同，在西藏、新疆、内蒙古及某些南方地区，该病的发病率会更高。第四种疾病是青光眼。青光眼的病情是很凶险的，治疗不得当可能会导致失明。它是临床常见的致盲眼病，也是排在全球第一位的不可逆性致盲眼病，以视神经损伤、视野缺损为主要表现。青光眼主要分为 3 类，一类叫作原发性青光眼，一类叫作继发性青光眼，还有一类叫作先天性青光眼。其中，原发性青光眼占的比例最高。2020 年，全球大概有7600万的青光眼患者。据专家预计，到了2024年，全球青光眼患者数量可能会超过1个亿。中国是青光眼大国，是青光眼患者人数最多的国家。2020年，我国大概有2100万的青光眼患者，因青光眼致盲的大概有570万人。据统计，75%的青光眼患者来医院就诊时，就已经发展到了青光眼中晚期。第五种疾病是老年性黄斑变性，也叫年龄相关性黄斑变性。这个病不仅会发生在老年群体中，其实很多人在中年时就已经发病了。在西方的一些发达国家中，它是排在第一位的致盲眼病。据统计，全球大概有2亿人患有此病，我国大概有3123万的黄斑变性患者。很多患者早期并没有到医院就诊，所以我们又把它称为"眼睛的隐形杀手"。老年性黄斑变性开始发病时，症状不太明显，只表现为轻度的视物模糊或视力下降。但患者如果做眼底检查，可能就会发现黄斑出血、水肿等现象。病情发展一段时间，患者可能会出现视力突然下降、看东西变形、眼睛前面有黑影遮挡等症状，甚至会失明。所以，大家一定要重视黄斑变性这个疾病。第六种疾病就是糖尿病视网膜病变。它是指由于长期高血糖，从而引起视网膜局部血管发生病理改变，进而导致眼部损伤，造成不同程度的视力减退。该病以眼前有黑影飘动、看东西变形为主要症状，严重的甚至可以导致失明。糖尿病导致的失明在整个失明人群中占 20%。所以，糖尿病视网膜病变的致残率也是很高的。2019 年的统计数据表示，我国患糖尿病的人数是1.16 亿。这个数据每年都在更新，所以可能现在的患者数更多。我国是糖尿病第一大国，所以也应该是糖尿病视网膜病变的第一大国。大概有 20% 的糖尿病患者可能合并视网膜病变。如果我们患了糖尿病视网膜病变，一定要及时去找专科医生进行眼部检查。第七种疾病是视网膜静脉阻塞。它是全球第二大视网膜血管性疾病，也是主要的致盲眼病之一。中医称其为"暴盲"，属于"络瘀暴盲""络损暴盲"的范畴。该病是由于眼底血管突然发生堵塞，血液无法回流，从而引起了眼底血管的破裂、渗出、水肿等一系列病理改变，进而导致了视力下降，病情严重的患者可能会突然失明。视网膜静脉阻塞多发生于 50 岁以上的中老年人群，发病没有明显的性别差异，但是超过半数的患者都患有心血管疾病。2015 年的一项研究显示，全球大概有2800 万视网膜静脉阻塞的患者。在中国，40 岁以上人群视网膜静脉阻塞的发病率是 1.9%。最后一个常见疾病是病理性近视引起的黄斑病变。根据某些数据进行推测，结果表明目前该病可能是排在第二位的可以致盲的眼底病变。所以，对于近视引起的眼底病变，尤其是病理性近视引起的眼底病变，大家一定要高度重视。

主持人：白内障早期有哪些症状表现？该如何治疗白内障呢？

冯主任：白内障是由于透明的晶状体慢慢变白导致的。患者首先会出现视力下降，其次是怕光。另外，因为眼睛的聚焦能力下降，患者还有可能出现复视及一些视觉上的改变。白内障引发的视力下降一般比较缓慢，不会猝然发生。目前，手术治疗是公认的白内障首选治疗方法。同时，白内障手术发展得也比较成熟。现在通过手术，不仅能够摘除白内障，还能让患者的视觉质量更好。

主持人：青光眼的致盲原因是什么？青光眼的高危人群有哪些？

冯主任：青光眼主要是由于眼压失控，进而导致了视神经损害，最终致盲。它的致盲原因主要有3条。第一条是就诊不及时。第二条是患者的病情已经发生变化，但是治疗方案没有进行及时的调整。第三条是患者没有按照医生的建议及时随访随诊。总的来说，青光眼患者要做到早筛查、早诊断、早治疗，以及规律随访。

青光眼的高危人群包括5类。第一类是有青光眼家族史的人群，他们的发病率要明显高于没有家族史的人群。第二类是有眼球相关问题的人群，如小眼球、前方眼轴短、角膜直径短等。第三类是高度近视者、糖尿病患者，以及长期使用激素者。第四类是中老年人群。第五类就是吸烟酗酒、起居无常的人群。

主持人：中老年眼病防控的三原则，即"三早""三防""三治"，具体是什么意思呢？

冯主任："三早"指的是早预防、早筛查、早干预；"三防"指的是未病先防、既病防变、病后防护；"三治"指的是治未病、治将病、治已病。

主持人：中老年眼病的危险因素有哪些？

冯主任：我们根据中老年眼病危险因素的不同性质，将其分为两大类。一类是可干预、可管控的，另一类是不能干预、无法控制的。可干预、可管控的危险因素包括4类。第一类是全身性疾病，如高血压、糖尿病、高血脂等。第二类是不良的生活方式，如抽烟、酗酒、饮食不节，或者生活不规律、缺乏运动等。第三类是自然环境因素，如空气污染、环境的冷热刺激、紫外线辐射等。最后一类是精神心理因素，如紧张、焦虑，以及中医所说的七情。不可干预的危险因素包括年龄、性别、种族等。而我们要做的就是对可干预的危险因素进行管控。

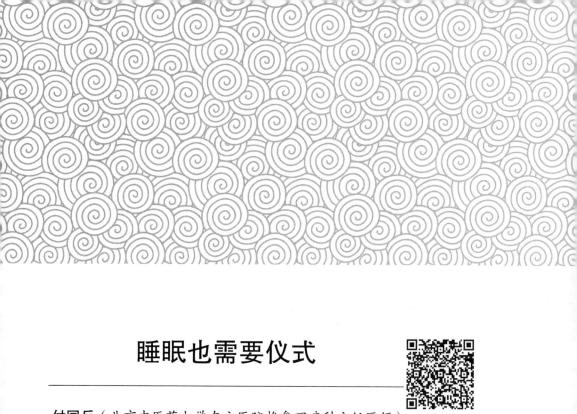

睡眠也需要仪式

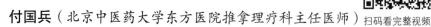

付国兵（北京中医药大学东方医院推拿理疗科主任医师）　扫码看完整视频

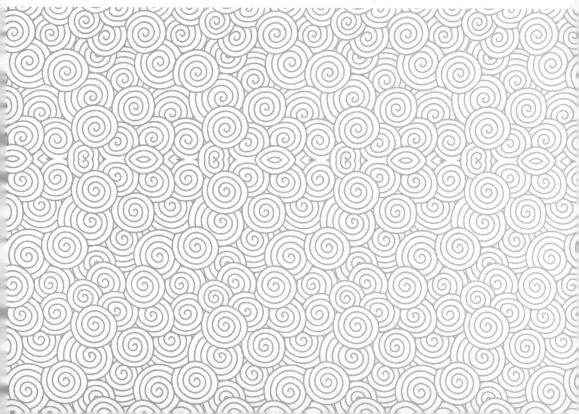

人体的阴阳消长若能符合四季阴阳消长、自然变化的规律，则有助于睡眠养生调节。如春天万物复苏，宜晚睡早起；夏日万物峥嵘，宜晚睡早起；秋季草木凋零，阳气收敛，宜早睡早起；寒冬阳气下沉，宜早睡晚起。我们不要过度消耗体内阳气。除了与季节相应之外，还有什么方法能使我们获得好的睡眠质量呢？

主持人：什么是失眠？

付主任：西医认为失眠是一个症状，即睡不好觉。但是，中医认为失眠是一个疾病。这个疾病表现的症状不仅有入睡困难，还包括睡后易醒，醒后难以再睡。另外一种症状是似睡非睡，似醒非醒。最严重的一类失眠就是彻夜难眠了。

主持人：从中医角度来说，入睡困难是什么原因造成的？

付主任：中医认为，夜晚是阴主病，阳气到了晚上应该潜藏，所以造成失眠的最主要原因是"阳不入阴"。它涉及几个方面的问题。第一个方面是阳气太盛，阴气较弱；第二个方面是阳气正常，阴气太弱。导致这种阴阳不平衡的原因与以下几点有关。第一点是肝阳上亢。肝阳太过充足，往往会导致心情差。临床中，很多患者就是因为生气了、心情不好才导致的失眠。第二点是胃不和则卧不安，意思是进食后不消化，胃部一直在运动，无法安定下来。第三点是气血虚弱。

主持人：中医治疗失眠有什么好的方法吗？

付主任：中医治疗失眠的方法非常多，最常用也是最普及的方法是口服中药汤剂，通过辨证论治给患者进行治疗。对于肝气郁结、肝阳上亢类型的失眠患者，可以给他用平肝潜阳安神的药物；对于脾胃不和类型的失眠患者，可以给他用健脾养胃的药物；对于气血亏虚类型的失眠患者，可以给他适当地进行补益。除此之外，中医还有针灸、推拿、外敷膏药、泡脚等外治法。这些方法也可以达到安神行气、健脾补益的作用，从而改善睡眠。

主持人：秋冬季节天气比较干燥，这个时候泡脚会不会使体内的火更旺盛呢？

付主任：不会的。泡脚的作用是引热下行，将人体内的火气向下引。秋冬季泡脚，能起到很好的养生保健作用。其实有很多失眠的患者，就是因为脚凉才睡不着觉的。泡脚能够让全身气血正常运行，所以能够助眠。我建议大家在泡脚时，泡到背部微微发汗的程度即可。

主持人：睡眠较轻类型的失眠与哪些因素有关呢？

付主任：一方面，睡眠过轻可能与生活习惯有关。很多家长给孩子从小养成的习惯就是睡觉时全家人都要保持安静，同时还要关灯。可是等孩子长大了，尤其是上了大学，融入了集体之后，会很容易受到别人的影响，这样就会导致失眠。另一方面，睡眠过轻可能与生活节奏快、工作压力大有关。其实，睡眠就是一种正常的生理反应，与吃饭、喝水一样，所以我们不要过度渲染它。中医认为睡眠特别轻的人可能是因为心神不安。我建议这类人可以口服一些中药汤剂。

主持人：老年人有一个普遍的现象，就是入睡时间比较早，起床时间也比较早，这是什么原因造成的呢？

付主任：人年龄大了以后，睡眠的时间就缩短了。也就是说，老年人其实是用不了那么多的睡眠时间的。所以我建议老年人可以把入睡的时间稍微往后调一调，睡得晚了，自然起得也就晚了。

主持人：您可以教我们一些中医助眠操吗？

付主任：本期节目的主题是"睡眠也需要仪式"，而我今天教大家做的助眠操的名字就叫"睡眠仪式"。我们在睡觉前，通过做这个仪式，告诉身体现在该睡觉了。我建议在洗漱完以后，已经仰面躺在床上时做这个操。其间，我们要排除杂念，不要想任何事情，开始做以下几个动作。第一个动作叫"推心经"。心经很长，但是在这个操中，我们只用手掌推前臂心经循行处。其中有一个著名的穴位叫"神门"，它的作用是让心神安静下来。我们慢慢地推，一定不要数具体做了多少次，要不由自主地做这些动作。推的时候不要太用力，感觉做了二三十次后，我们再做第二个动作。第二个动作是"搓手"。两手掌对着搓，不要用力，慢慢地搓，直到感觉手心热乎乎的。然后将温热的手心敷到眼睛上，这个动作叫"熨目"，就像电熨斗一样熨一下我们的眼睛，使眼皮放松，眼珠放松，慢慢地使全身放松。如果这个时候我们还没有睡着，接着可以用一只手放到头发上，慢慢地抚摸头发，抚摸几下以后，可能就开始有困意了。如果做了二三十下后，仍然没睡着，我们还有一招，就是将两只手叠放到肚子上，轻轻地、慢慢地揉腹。许多人揉着揉着，可能就睡着了。以上就是我们的"睡眠仪式"。

还有一些人已经患失眠几十年了，只做这种保健操效果肯定不太理想。针对这类患者，我们还有一种治疗方法，就是靠意念让自己放松。这个疗法的名字叫"一滴水"。在使用这个疗法时，患者需要和睡眠医师相互配合。具体操作如下：我们躺在床上的时候，不要认为自己正躺在床上，而是要想象自己正躺在大海里，感受着海浪轻轻拍打着身体，我们的身体跟随着海浪来回摇晃。这个时候，天上落下一滴水，正好滴在我们的鼻子上，然后顺着脸颊流了下去。又有一滴水滴在了我们的鼻子上，顺着我们的嘴唇、下颌、颈部、胸部、腹部、大腿、小腿、脚流了下去。我们的身体逐渐化了。这样做也会帮助我们改善失眠。

主持人：您能给我们推荐几款帮助入睡的代茶饮吗？

付主任：实际上，我不太主张失眠患者喝代茶饮。临床中，我们给患者使用最多的是足心贴药。我们可以把吴茱萸磨成粉，加上米醋，调成五分硬币大小，然后将它敷到脚心，再用胶布固定。这种方法的效果很好。

主持人：睡前喝点红酒能够帮助入睡，您觉得这个说法对吗？

付主任：喝酒对有些人来说，可能有助眠作用。实际上，这是因为酒精有麻醉作用。所以我不太主张这种做法。另外，酒精仅仅是起到麻痹作用，让我们处于浅睡眠中，但同时我们的胃还在分解酒精，肝还在解毒，肾还要把这些废物排出去。这样一来，我们的睡眠质量反而下降了。

主持人：还有没有其他的助眠小技巧呢？

付主任：我建议大家日常可以多做一些运动。现在很多人睡不着往往是与脑力劳动太多，体力劳动太少有关。另外，我建议大家经常出门晒一晒太阳，让身体温暖起来，这样也容易改善睡眠质量。

主持人：我们该如何把握运动的时间？

付主任：专家认为，我们应该把运动的时间放在睡觉前两小时以前。因为临近入睡，开始进行大量运动，很容易导致大脑变得兴奋。

主持人：睡觉前进食，会影响睡眠吗？

付主任：会。我建议大家，最好等胃排空后再去睡觉。胃排空的时间是 2～4 小时。也就是说我们要计算好时间，在吃完晚饭后，给胃留出充分的工作时间。所以，我也不主张大家吃夜宵。晚上吃多了不仅容易长胖，同时还会影响睡眠质量。

主持人：午睡睡多长时间比较合适？

付主任：午睡是补充睡眠的好方法，是值得提倡的。但是，并不是每个人都需要午睡。有的人工作了一上午，下午还要继续工作，感到很疲乏。这样的人，最好能够用午睡来获得休息。同时，我建议午睡时间不要太长，一般不超过 1 小时。

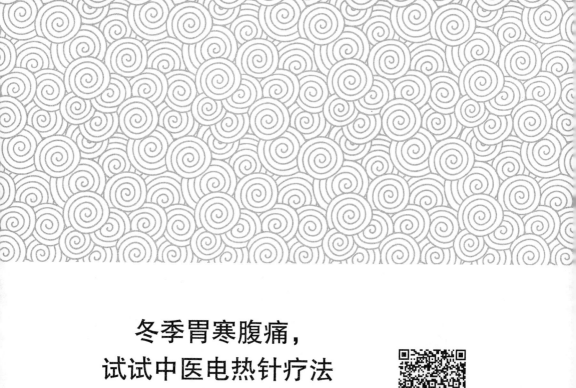

冬季胃寒腹痛，
试试中医电热针疗法

侯小兵（北京市第一中西医结合医院副院长）

扫码看完整视频

疣等疾病，有很好的效果。电针同样需要一台电针仪，还需要针具。它所用到的针具就是普通毫针。电针仪把交流电转化为临床常用的直流电，通过两路电路输出，被输注的针具是分正极和负极的，所以需要加在两根毫针上形成一个完整的回路。这也是其与电热针的区别。所以电针在取穴时，一定是取两个穴位。电针是通过输出电流的刺激对腧穴产生作用的。其可以通过输出电流的波形，如疏波、密波、疏密波，以及输出电流的频率，来达到不同的治疗作用，如镇痛、镇静、改善肌张力等。

主持人：我们可以认为电热针疗法其实是电针等几种疗法的传承和发展吗？

侯院长：可以这样认为。但电热针更主要的是在传统的燔针、焠刺、温针、火针的基础上发展而来的，它实现了传统疗法的现代化改进。

主持人：西医认为慢性萎缩性胃炎主要是由于感染幽门螺杆菌造成的，中医是如何认识这个疾病的呢？

侯院长：现在，西医和中医都已经认识到幽门螺杆菌是导致慢性萎缩性胃炎的一个极其重要的因素。但在传统中医里，没有慢性萎缩性胃炎这个名词，其多以疾病所表现的症状作为诊断，所以多将此病命名为"胃脘痛"或

"胃痛"。中医认为，导致这种疾病的重要原因是饮食，如过食辛辣、饮酒，以及饮食不规律等。此外，该病还与情绪因素有关。但这些因素只是慢性萎缩性胃炎的外在诱因。归根结底，导致慢性萎缩性胃炎的根本原因在于正气不足、脾胃虚弱。所以，该病是一个虚实夹杂的疾病。所谓虚，即脾胃虚弱日久，首先会导致气虚，之后可能会出现脾胃阳虚及胃阴不足的表现；所谓实，即包括气滞、湿热、血瘀等外在因素。

主持人：针对慢性萎缩性胃炎，中医有哪些治疗方式呢？电热针疗法对其又能起到哪些作用呢？

侯院长：中医治疗该病，包括内治和外治。中医内治法就是让患者到医院就诊，中医医生通过望闻问切，开具对证的中药对其进行治疗。而中医外治法对慢性萎缩性胃炎的治疗效果也是很好的。

慢性萎缩性胃炎是临床上采用电热针治疗的常见病种。该病的主要病机是脾胃虚弱，随着病情进展还会出现气虚和阳虚。而电热针正是通过发挥针刺作用和热作用，起到温阳散寒，补益正气，健运脾胃的作用的。具体而言，电热针施治特定的穴位后，首先能够调整胃内的pH，降低幽门螺杆菌的生成率；其次，针刺能够调节机体的免疫状态，抑制过强的体液免疫和细胞免疫，避免导致炎症及黏膜的损伤和萎缩；第三，电热针能够改善胃黏膜的血液微循环，增加血流量，加快血液运行速度，从而带来更多的营养物质，使胃黏膜得到修复，起到逆转和稳定疾病的作用。这就是电热针治疗慢性萎缩性胃炎的原理。

主持人：电热针疗法治疗慢性萎缩性胃炎需要多长时间呢？有没有什么注意事项呢？

侯院长：慢性萎缩性胃炎是一个慢性疾病，治疗时间比较长，一般以 3 个月（治疗 30 次）为 1 个疗程，通常需要治疗 2 个疗程，2 个疗程中间需要休息 1 ~ 2 周。同时，患者在治疗前后都要做一次胃镜检查，留取相关的诊断资料。一般治疗半年，就能够得到一个比较好的效果。患者能够明显感觉胃胀、胃痛、纳呆等症状得到缓解。另外通过胃镜检查，我们也能观察到其胃黏膜萎缩等病理状态得到改善。这种疗法给患者提供了更多的选择，有的患者可能对药物不耐受，这时就可以采取这种外治法，或者针药结合，疗效更佳。

主持人："喝粥养胃"的说法是否正确？

侯院长：粥羹类食物确实适合慢性萎缩性胃炎患者食用。通过煎煮，食物中的营养物质更易于被人体吸收，从而能够起到养胃气、护胃阴、补益气血的作用。如果我们在粥里添加一些补气养血、健运脾胃、利湿的食材，可能会发挥更好的药食同源效果。但是粥类食物并不适合所有人食用。如果是慢性萎缩性胃炎合并糖尿病的患者，就不太建议其喝粥。因为喝粥会使餐后血糖快速上升，更加不利于血糖的控制。另外，如果是合并反流性食管炎和贲门功能障碍的患者，也是不建议进食粥类的。

主持人：冬天，我们该如何养胃呢？

侯院长：当今社会，每个人都应该重视养胃。首先，我们要做到饮食有节，不仅是在冬天，任何时候都应该遵守这个原则。冬天，身体消耗的热量比较多，所以建议大家早餐适当吃一些温暖的食物，食品种类多一些，同时要细嚼慢咽，这样才能有助于吸收。午餐和晚餐要少吃一些，但仍要注意荤素搭配。我们主张晚上不要进食得过多，中医有句话叫"胃不和，则卧不安"，也就是说如果晚上吃得太晚，吃得太多，是不利于我们的脾胃运化功能的，同时还会影响睡眠。

主持人：水果是寒凉的食物，孩子脾胃虚弱不能吃水果，这种说法对吗？

侯院长：水果含有丰富的维生素、纤维素和矿物质，无论大人还是小孩，都可以进食水果。但是，我们建议大家在吃水果时，可以适当根据自身状态，以及水果的寒热温凉属性进行选择。对于胃阳不足的人来说，我们不建议其吃偏凉性的水果，但可以吃桂圆、金橘、板栗、大枣等干鲜果品；对于胃阴不足的人来说，我们建议其吃苹果、木瓜、猕猴桃等能够养胃阴的水果。其次，我们要控制水果的摄入量。对于老年人来说，我建议其吃蒸水果，或是用热水泡过的水果，以缓解吃完水果后出现的胃凉、胃胀等不适症状。

主持人：您能给我们推荐几款适合脾胃虚弱患者使用的代茶饮或药膳吗？

侯院长：可以。我先给大家推荐 1 款代茶饮。这款代茶饮制作起来很简单。我们先用热水把山楂 10g、生麦芽 10g 清洗干净，再用热水泡 30 分钟，然后晾凉至室温，当水饮用。山楂既有活血的作用，又有消肉食的作用。生麦芽有消面食的作用。两者配伍，对脾胃虚弱，**特别是大病初愈没有胃口的人及经常应酬的人来说，特别适合。**

我再给大家推荐 3 款药膳粥。第一款是干姜板栗粥。其中包含干姜、板栗、大米，这 3 种食材是非常常见的。先用干姜 3g、板栗 50g、大米 50g 共同煮粥，煮好后把干姜挑出。板栗是可以食用的，其能够暖肾、温中、健脾。

干姜具有温中散寒、回阳通脉的作用。所以这款粥非常适合脾胃虚弱，经常怕凉的人食用。第二款是薏苡仁粥。其中包含薏苡仁和大米两种食材。先用锅煸炒薏苡仁50g，使之微微发黄，然后和大米50g同煮。薏苡仁具有健脾利湿的作用。如果在这款粥里适当加入一些芡实，则能够增强健脾利湿的作用。这款粥适合脾胃虚弱、体形偏胖，常表现有舌苔厚腻、大便黏腻、水肿的人食用。第三款是生姜羊肉粥。中医古方中有生姜羊肉汤，这款粥就是根据它衍化而来的。其中包含生姜20g、羊肉50g、大米50g。先将羊肉切成小块，用水焯后，去掉血沫，然后加入生姜、大米，进行煎煮。出锅后，可以适当加入一些胡椒末（胡椒也有暖胃的作用）、食盐进行调味。如果是对羊肉腥膻味不耐受的患者，可以先用生姜煎炒羊肉，然后再加入大米和水进行熬煮，做好后放些食盐、胡椒调味。羊肉是血肉有形之品，具有温中暖肾、补益气血的作用，适合冬季服用，特别是对于女性。

主持人：电热针疗法还能治疗哪些疾病呢？

侯院长：电热针疗法具有温补元气、活血通脉的作用，常被用来治疗的临床疾病包括老年性认知障碍、老年性骨关节炎，以及妇科常见病外阴白斑等。从中医角度来说，临床表现为怕凉、气血不足的疾病都可以使用该疗法进行治疗。夏玉清教授现将其应用于肿瘤治疗方面，发现电热针疗法对于放化疗后机体较虚弱的患者来说，能够发挥扶正祛邪、促进患者尽快恢复健康的作用。

打工人进，专家教你远离颈椎病

张清（中国中医科学院望京医院脊柱科主任医师）

扫码看完整视频

随着计算机、手机的普及，"低头"似乎成为生活中最常见的姿势。根据生物力学研究表明，当颈部处于中立位，目光平视前方时，颈椎承受的重量是1个头部的重量，但是当颈部前倾角度到了60°，颈椎承受的重量就变成4个头部的重量。因此，长时间保持低头的姿势更容易出现颈椎病。

主持人：近年来，颈椎病的患者越来越多，并且呈现年轻化趋势，这是什么原因造成的呢?

张主任：随着生活和工作压力的增大，现在越来越多的年轻人患有颈椎病。这其实与我们长时间的伏案工作，或者低头玩手机有关，这些行为会使颈椎生理曲度发生改变，周围的肌肉也会处于一种紧张痉挛状态，长此以往就会导致颈椎病。据统计，目前20～40岁的年轻人患颈椎病的比例占60%。所以，原本属于中老年人常患的颈椎病，现在也逐渐年轻化。

主持人：颈椎病的初期症状有哪些?

张主任：颈椎病早期，患者会出现颈部酸痛、活动不灵活等症状。但是经过休息，这些症状能够缓解。随着病情的发展，患者会出现头晕、头痛的症状，个别患者还会出现上肢酸麻，甚至是行走不利。出现这些症状时，大家就要警惕了。

主持人：如果我们已经出现了这些症状，需要到医院做哪些检查呢？

张主任：颈椎病的常规检查方法包括 X 线检查、CT 检查和 MRI 检查。其中，常规 X 线检查可以检查骨骼的结构。颈椎病早期一般是颈椎的生理曲度发生改变，此时仅做 X 线检查，就完全能够对其做出诊断了。有些颈椎病患者会出现头痛、头晕的症状，个别患者还会感觉上肢或下肢疼痛、麻木。这个时候我们考虑病变可能已经对神经、血管产生了一些影响。所以我建议这类患者做 CT 检查或者 MRI 检查。理论上，MRI 检查对于神经和血管的检查更有优势。在这里我想给大家提一个建议，对于颈椎病患者该做什么检查，最好还是听专业医生的指导。

主持人：中医是怎么认识颈椎病的？

张主任：中医将颈椎病归到"痹证"范畴，称为"项痹"。还有一部分人将它归为"眩晕"范畴。中医认为，"痹证"大多是由风寒湿邪侵袭所引发。所以一般情况下，颈椎病的发病与季节密切相关。秋冬季交替的时候，天气较凉，故更容易诱发颈椎病。然而，虽然夏季天气炎热，但如今也是颈椎病的高发季节。这是因为现在很多年轻人特别贪凉，喜欢把空调温度调得特别低，所以机体容易受到风寒湿邪的侵袭。风寒湿邪侵袭经络，会导致气血瘀阻，经络不通，不通则痛。所以，颈椎病除了有风寒湿邪型，还有气滞血瘀型。另外一种类型是痰湿阻络型，这类患者会出现眩晕的症状。以上证型均属于颈椎病实证的范畴。相反，虚证患者多身体虚弱，经常感到头晕、乏力。颈椎病虚证的病机多为肝肾亏虚，气血不足。

主持人：如果我们确诊了颈椎病，需要做手术吗？

张主任： 大多数颈椎病是不需要做手术的。颈椎病根据症状的不同，分为不同的类型。第一种类型为颈型颈椎病，多出现在颈椎病早期，症状较轻，主要表现为颈部酸痛、易疲劳。第二种类型是神经根型颈椎病，主要表现为颈部僵硬、疼痛，同时伴有上肢的麻木。第三种类型是椎动脉型颈椎病，其发病机制为病变部位压迫到了脊柱旁边的椎动脉，该血管通向小脑的后侧，供应头部1/6的血液，而且主要向小脑供应。所以，椎动脉型颈椎病的患者常表现为头晕、步态不稳。第四种类型是交感型颈椎病，这是由于病变部位刺激交感神经而引起的，患者常出现心慌、胸闷等症状。大部分上述类型的颈椎病，经过中医保守治疗，都会有所改善。当然，还有一种比较严重的类型是脊髓型颈椎病。颈椎退变之后，也就是长出骨刺之后，骨刺会压迫旁边的神经和血管，如果压迫到神经，就是神经根型颈椎病，这也是临床中最多见的一类颈椎病。如果我们将脊柱比喻成一棵大树，脊髓就相当于树干，如果树干受到了损伤，那就非常严重了。所以对于脊髓型颈椎病的患者而言，如果保守治疗3个月，症状没有改善，且渐行加重的话，就要考虑行手术治疗，而且手术治疗宜早不宜晚。

主持人：针对颈椎病，中医有哪些治疗方法？效果如何呢？

张主任：中医有关颈椎病的治疗方法还是很多的，常用的有按摩、针灸、牵引、小针刀等。而且，这些治疗方法相对来说不会产生不良反应，同时效果也是非常不错的。另外，我们也可以配合中药治疗，根据患者不同的分型，给予其适宜的中药汤剂，进行对证治疗。

主持人：对于低头族，您有哪些建议呢？

张主任：对于这类低头族，我建议大家每工作或娱乐1～2小时，一定要起来活动一下，也可以给自己订一个闹钟。另外，大家可以把计算机屏幕抬高一些，其最佳的高度是与眼睛平行，这样可以保证颈椎处于一个正常的中立位。同时，我们要避免着凉，还要选择一个高度合适的枕头。我们建议头和身体应该保持在一条水平线上。如果枕头过高，颈部就会呈屈曲的状态；如果枕头过低，就会呈仰头状态。当然不用枕头也是不可取的，因为这样做会使整个颈椎处于悬空状态，颈部肌肉无法得到放松。我建议大家可以使用荞麦皮枕头，既好用，又便宜。我们可以用荞麦皮把枕头装至8分满，这样就可以根据颈椎的曲度来调整枕头的线条。平躺时，保持头与身体水平；侧卧时，保持枕头与肩同宽。不论侧卧，还是平躺，只要是躺得舒服就可以了。如果出现颈椎不舒服、手麻的现象，我们要及时调整睡姿。

主持人：做哪些锻炼能够预防颈椎病的发生呢？

张主任：我可以教大家做一个颈椎康复操，它包含3个动作。第一个动作叫"与项争力"。顾名思义，就是让颈部与头部相互对抗，相当于给颈椎做牵引。这个动作可以改善颈部前后的肌肉酸痛，以及颈椎曲度的改变。第二个动作叫"哪吒探海"。操作方式如下：我们把头左旋或右旋45°，然后尽量向前探。我们在做这个动作的时候，可以体会到同侧的颈部肌肉处于一种紧张的状态，有被拉伸的感觉。如果患者处在急性期，做此动作时要轻柔一些，不要幅度太大，感觉舒适即可。第三个动作叫"回头望月"。我们可以想象天边挂着一轮月亮，然后回头望这个月亮。这个动作也会让颈部有被拉伸的感觉。我建议大家经常做一做这 3 个动作，它对颈椎曲度及早期颈肩部酸痛的症状有明显的改善作用。

主持人：由于我国冬奥会的举办，越来越多的人对户外冰雪项目感兴趣。颈椎病患者在滑雪时，有没有一些应该注意的事项呢？

张主任：滑雪这项运动对于颈椎病患者来说，还是具有一定风险的，尤其是对于一些处在眩晕发作急性期或神经根出现炎症的患者。我们对于这类患者的要求是尽量卧床休息。对于缓解期，即症状已经不是很明显，静止时疼痛、麻木、眩晕基本消失，稍微运动后症状出现的患者来说，此时可以做一些适当的运动，但是均以不出现临床症状为准。

主持人：如果在滑雪的时候不小心摔伤了颈部，我们应该怎么处理呢？

张主任：颈部的外伤在临床上是比较多见的。发生颈部外伤后，患者首先出现的症状是颈部疼痛、僵硬，以及瞬间的手麻、脚麻。其实，最严重的滑雪伤是脊髓的损伤，患者很有可能出现不完全的截瘫，因为很多重要的神经中枢都在脊髓上。如果出现这种情况，我们一定要采取颈部制动。另外，还有很多滑雪伤可能没有明显的外伤，但患者会出现瞬间的手麻、脚麻，这可能是因为受伤时颈椎发生了突然的错位，之后又恢复了，但其实神经已经受到损伤。所以，不管是什么样的滑雪伤，我都建议患者到医院让专业医生进行处理。

主持人：一旦发生颈部骨折，我们自己可以对其进行哪些保护措施或处理方法呢？

张主任：最主要的是就地制动。最好还是找专业人士给颈椎用颈围进行固定，一定要让其处于中立位。如果有外伤，我们首先要对外伤进行处理。无论是颈椎的骨折，还是脱位，最关键的都是固定。制动完成后在进行搬动时，一定要找专业人士，千万不要自己随意活动，避免二次损伤。

主持人：接下来进入提问环节。这位网友的问题是，颈椎牵引的治疗效果怎么样？看到网上有卖家用牵引仪器的，这种可以买吗？

张主任：颈椎牵引是我们临床中特别常用的方法之一。颈椎牵引可以改善颈椎的曲度，缓解颈部肌肉的痉挛，效果是非常不错的。但是我不建议大家自己在家做牵引。因为专业的牵引，首先对牵引力量是有一定要求的，需要根据患者的身高、体重，给予不同的牵引力量。另外，还要根据患者的不同症状，调整牵引的角度。所以，不同患者的治疗方案也是不同的。所以我建议这位网友最好是去医院，请医生给你做出初步的诊断，并制订详细的治疗方案。

高尿酸血症的中医防治法

曹炜（中国中医科学院望京医院副院长）

扫码看完整视频

随着人们生活习惯和饮食结构的改变，高尿酸血症的发病率逐渐增高，其已经与高血压、高血脂、高血糖并称为"四高"。痛风就是因高尿酸血症导致尿酸结晶沉积在关节内而引发的一种疾病，它可并发肾脏病变，严重者可出现关节破坏、肾功能损害。

主持人：高尿酸血症是怎样发展成为痛风的呢？

曹院长： 高尿酸血症发展成为痛风需要两个条件。第一个条件是持续高水平的血尿酸。正常血尿酸水平的上限是416μmol/L。如果超出了这个范围，数值越高，患痛风的可能性就越大。据统计，如果血尿酸水平超过540μmol/L，痛风的发病率为7%～8%；如果血尿酸水平在420～540μmol/L之间，痛风的发病率为0.3%～0.5%；如果血尿酸水平在416～420μmol/L之间，那么痛风的发病率就下降到了0.1%。所以，血尿酸的水平和痛风的发病率呈正相关。第二个条件是诱因。如暴饮暴食、大量饮酒，或者受寒等因素都可能会导致高尿酸血症突然发作成为典型的痛风性关节炎。

实际上，痛风的发展包括4个阶段。第一个阶段是通过体检查出的没有症状的高尿酸血症。第二个阶段是急性痛风性关节炎。该病有其特殊的发病规律，可以突然间发生急性的、发作的、单关节的炎症，一般持续 7～10 天可以自愈，但是发作期间的疼痛感是非常剧烈的。此后，炎症会反复发作，逐渐形成一个慢性的过程。这时候我们就把它叫作慢性痛风性关节炎。又因为炎症反复发作，尿酸盐不断累积，慢慢就会产生痛风石。我们把这种情况叫作慢性痛风性关节炎伴有痛风石发生。这也是痛风发展的第三个阶段。这时，有的患者可能会出现肾结石，甚至会因肾结石引发肾绞痛。随着时间的推移，痛风逐渐发展到最后一个阶段，也是最恶劣的阶段。这个时期，痛风石或者其他药物因素已经影响到了肾脏，最后导致肾功能出现损伤，发展成为痛风性肾病。

主持人：中医是如何理解痛风发展的 4 个阶段的？

曹院长：中医一般将痛风的急性发作归结为热和毒。在《伤寒杂病论》中就提到过"白虎""历节"的病名。还有人把该阶段的痛风称作"痰火毒"。因为急性痛风性关节炎患者的关节处会出现红肿热痛，所以此时中医就会用清热利湿的方法，甚至会用大黄来通腑泄热。中医认为痛风石的出现是因两种病邪掺杂于其中导致的，一个是痰，一个是瘀。所以此阶段的中医治疗原则是化痰散结、活血化瘀。中医认为痛风性肾病阶段，是气虚和肾虚并存的，所以应该从补养气血、调理肾的阴阳角度来改善患者的整体状态。

主持人：造成血尿酸增高的因素有哪些呢？

曹院长：导致血尿酸水平的升高无外乎以下两方面原因，一是尿酸生成得太多，二是尿酸排泄得太少。导致血尿酸水平升高的常见原因包括以下几点。第一点是饮食不当，即吃得太多。第二点是先天因素，如家族原因、遗传原因等。第三点是由其他疾病引发。比如某些疾病或某些治疗方式可能会导致组织被破坏，而组织分解代谢的产物就是尿酸。第四点是创伤或手术。在创伤和手术后，机体处于应激状态，这种情况也会导致血尿酸一过性升高。第五点是药物，如阿司匹林、利尿药等。

主持人：男性和女性在痛风的发病率和发病年龄方面有没有什么差异呢？

曹院长：痛风的发病率与年龄相关。一般来说，男性在没有性功能之前，几乎不会患痛风。但在成年以后，男性患痛风的风险很高。据统计，男性痛风的发病年龄一般在 30 ～ 60 岁。但随着人类寿命的延长，现在很多七八十岁的男性也会发生痛风。一般来说，女性通常在绝经期以后才会罹患痛风。

痛风的发病率与性别相关。一般来说，10个痛风患者中，9个是男性，1个是女性。这主要与雌激素有关。雌激素不仅决定着女性的容颜，还决定着女性的经、带、胎、产，同时对尿酸也有一定的作用。它既可以对抗尿酸盐结晶的沉淀，又可以促进尿酸的排泄，相当于给女性建立了一个保护机制。所以，一般在生育期的女性，罹患痛风的可能性很小。而女性绝经以后，雌激素分泌大幅度衰减，所以罹患痛风的可能性就变大了。

主持人：高尿酸血症有没有遗传倾向呢？

曹院长：高尿酸血症是具有一定遗传倾向的，但不属于一个完全的遗传病，其遗传概率在10%以下。与其说是遗传倾向，不如说是与后天的习惯有关，比如家庭生活饮食上的习惯，吃肉较多的家庭，痛风的发生率则相对更高。如果父母体形偏胖，他们的后代也会容易发胖。而体胖人群中，痛风的发病率会很高。

主持人：如何治疗高尿酸血症？

曹院长：一是将血尿酸水平降至理想状态，即350～390μmol/L，而血尿酸水平的正常上限值416μmol/L是远远不够的。二是升高尿液pH。正常尿液pH为4.5～8，我们建议高尿酸血症患者的 pH 要大于 6.5。将以上两个数值调整到理想状态后，患者就要以保持平稳的血尿酸水平为目标了。

主持人：在痛风急性发作期，该如何治疗呢？

曹院长：患者在痛风急性发作的时候是十分痛苦的。这个时候，可以给其口服中药如四妙丸，以清热利湿，活血止痛。此时，患者的关节主要有 4 点表现。第一点是"红"。中医认为"红"是一种热毒，所以用清热解毒的药物，如金银花、虎杖、青风藤、忍冬藤等进行治疗。第二点是"肿"。中医认为"肿"就是湿，所以用清利湿热的药物进行治疗。常用的祛湿方法有发汗、利小便、通大便。此种情况下，我们可以用利小便的药物，如薏苡仁，以及具有利尿通淋作用的车前子、车前草等。第三点是"痛"。所以此时患者可以用止痛类药物，但切记一定不要用动物类药物。因为尿酸源自嘌呤代谢，嘌呤实际上就是大量的蛋白质。所以痛风患者一般不用动物类止痛药，而是用植物类止痛药。

除了内服中药以外，临床上我们还经常给患者使用一些外用药。切记药物不能太热，因为患者局部已经出现红肿热痛了，所以这个时候一定要敷凉的或者常温的外用药。

主持人：针对痛风后期的治疗，中医有没有什么好方法？

曹院长：痛风处于慢性期时，其病机的关键在于痰和瘀。所以这个阶段一定是以化痰、活血化瘀为治疗原则。若疾病发展至最后阶段，即肾功能不全时，中医的治疗原则则调整为补气，此时千万不要一味地降尿酸。正气充足，肾脏的代谢能力才会提高，尿酸自然就容易排出了。

主持人：针对降尿酸，西医有什么好的方法吗？

曹院长：高尿酸血症患者采用西医治疗时，一定要确定好疾病的分期。以急性痛风性关节炎为例，它分为活动期和缓解期。活动期时，西医的治疗方法主要是解热消炎镇痛。此时，局部的炎症很严重，所以不能用降尿酸的药物。关节红肿热痛消失 1 个星期以后才被定义为是缓解期，此时才能使用降尿酸的药物。

一般来说，血尿酸水平在 500μmol/L 以下时，患者是可以通过中医为主的疗法进行治疗的；但是一旦血尿酸水平超过 500μmol/L，我们就建议患者采用中西医结合治疗的方式来进行治疗。

主持人：在降尿酸的过程中，可能会出现痛风急性发作的情况，对此我们该如何预防呢？

曹院长：我们在给痛风患者降尿酸时，一定要强调使之缓慢均匀地下降。其实，痛风的急性发作就是由于血尿酸水平的突然升高或突然降低导致的。治疗过程中，我们要做到以下几点。第一点，先从药物的正常治疗量开始使用，不要一开始就用到极量。若是采用中西医结合的方法治疗该病，则西药可以用半量。第二点，可以使用中药给患者进行日常的调理，进而改善整个机体的状态，使复发的情况发生得越来越少。

主持人：为了预防痛风，日常生活中我们应该养成哪些习惯？

曹院长：首先，痛风患者一定要有正常的生活规律。其次是饮食有节。一方面是有节制，即不能暴饮暴食；另一方面是有节律，即三餐要规律。同时，我们强调痛风患者应该杂食，且倾向于多吃蔬菜。另外，最关键的一点是痛风患者不能大量饮酒。因为酒精的代谢会抑制尿酸的代谢，两者属竞争关系。痛风患者还要多喝水，加强运动。运动能够促进体内的气血循环，焕发机体的活力，使代谢功能变得更好。除了以上这些，痛风患者还有三怕。一是怕凉。所以痛风患者要注意保暖。二是怕累。劳累以后，正气不足，邪气就容易侵袭人体。三是怕熬夜。因为昼夜颠倒会影响人体的气血运行，所以容易导致痛风的发生。综上，痛风防治的关键还是在于纠正不良的生活习惯，保持科学的生活方式。

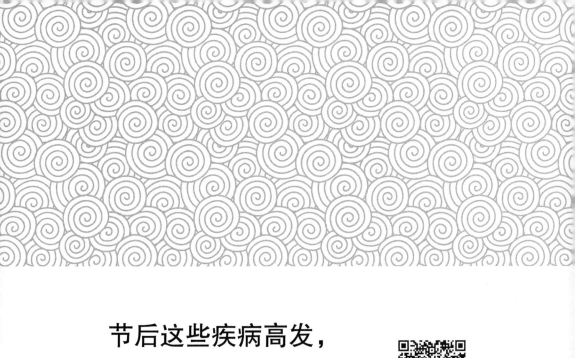

节后这些疾病高发，中医帮你来解决

扫码看完整视频

周宇（中国中医科学院针灸医院副院长）

"每逢佳节胖三斤"，亲朋好友相聚，难免控制不住饮食，熬夜、饮酒也成了常态。节后哪些疾病易高发？如何对其进行调理呢？

主持人：节后哪些疾病容易高发呢？

周院长：一是血压的波动。这可能受多方面因素的影响，与生活规律、饮食都有关系。二是胃肠功能失调。三是血脂的异常。四是睡眠的异常，如失眠。另外，心脑血管疾病也是节假日过后较高发的一类疾病。

主持人：哪些中医方法或食疗方法能够帮助调节血压呢？

周院长：中医常用的调节血压的方法包括口服中药汤剂、中成药，以及一些非药物疗法，如针刺、艾灸、耳针等中医外治法。另外，老百姓喜闻乐见的食疗方法，如代茶饮、煲汤等对血压的调节也有一定作用。

中医讲究"辨证论治"。患者高血压的形成原因若是与痰湿有关，就应服用半夏白术天麻汤；若是与情绪波动、肝火偏旺有关，就应服用龙胆泻肝汤、羚角钩藤汤；若是与年龄偏大、肾气不足、体质虚弱等因素有关，就应服用杞菊地黄汤。我建议高血压患者要到专业的医院就诊，请医生指导治疗，切忌随意自行采买药品。

我给大家介绍一些具有调节血压作用的穴位，大家可以自行在家中做穴位按摩。第一个穴位是合谷穴（双），第二个穴位是太冲穴（双）。以上4个穴位，又叫作四关穴。适当地按压四关穴，是控制血压的一个很有效的方法。大肠经上的曲池穴也是治疗高血压的常用穴位。除了体针，耳针对该病也有一定疗效，如在耳郭背面的降压沟处做刺络放血。苦丁菊花茶和决明子天麻茶轮换饮用，也对降压有好处。银耳莲子荸荠汤不仅味道甘甜，而且还具有降压清热、安心凝神的作用。

主持人：中医是如何认识高脂血症的？中医又是如何治疗高脂血症的？

周院长： 对于血脂异常，中医与西医的观点一样，均认为其是由原发性因素和继发性因素两方面造成的。原发性因素包括遗传因素、体质因素等。继发性因素更多的是指代谢出现问题，尤其是脂肪类物质的代谢。所以，节假日之后的血脂波动可能更多与继发性因素有关。中医认为，高血脂一方面能够为我们提供基本的营养，但是同时它也是机体代谢产生的废物。高脂血症与以下几个方面有关。第一个方面是饮食。吃得过于肥腻，蔬菜、水果和肉类的摄入量不均衡，可能会造成血脂的波动。第二个方面是吸烟饮酒。烟酒会生燥热、生燥火，不利于脾胃的运化，从而也可能造成血脂的波动和异常。第三个方面是情绪的波动。情绪应该以畅达、平和为健康的标准。情绪波动过大就会造成肝气不舒，木克脾土，所以脾胃的运化功能也会受到一定的影响，从而导致脂质代谢失常。第四个方面是年龄因素。随着年龄的增长，我们的脏腑功能也逐渐弱化，尤其是肝、脾、肾三脏。脏腑功能弱化后，机体整体的代谢能力也会随之下降。所以，高脂血症在中老年群体中是比较高发的。

对于高脂血症的治疗，我们要从病因入手。首先，要保持健康的生活规律。其次，饮食方面要规范合理，不可偏嗜。同时要保持心境的平和畅达，还要控制好体重。合理的运动也是很必要的。另外，体质偏弱的老年群体，一定不要因为节假日而过多地调整、打乱自己的生活规律。

主持人：什么是颈动脉斑块？

周院长：颈动脉斑块是一个常见病。颈部动脉位于头颈部，为整个头部供血。颈动脉斑块患者不会表现出特别明显的疼痛，但是可能会出现头晕、昏蒙，或者是阶段性的头部不适。血液中的成分，如血小板、红细胞、白细胞都有可能聚集在血管壁上，从而形成斑块。斑块一旦形成，血管的腔内面积就会受到一定的影响，从而影响血流速度和血流量。颈动脉斑块脱落对于心脑血管存在非常大的潜在风险。所以，虽然这个疾病发展得比较慢，却值得每一个人关注。

主持人：如何治疗颈动脉斑块？

周院长：临床上，比较常见的动脉硬化斑块的形成，主要是由一些基础病导致的，如血压、血脂、血糖的异常。所以，颈动脉斑块患者一定要把相关指标控制好。对于颈动脉斑块的形成，我们还要有预防意识，绝不能因为其症状不突出就忽视它。我们应该每年对相关指标进行监测，同时还要合理安排生活，做到生活规律、饮食均衡、适当运动。

主持人：中医治疗颈动脉斑块有没有什么好的方法呢？

周院长：中医治疗颈动脉斑块的方法有很多，比较常用的是口服中药汤剂。针对痰湿型患者，可以让其服用半夏厚朴汤、五磨饮子；针对脾胃虚弱型患者，可以让其服用参苓白术汤；针对年龄偏大、肾气不足的老年患者，可以让其服用肾气丸、益肾汤。另外，针灸疗法对颈动脉斑块的治疗也是非常有效的。我们要根据具体的辨证情况，选择不同的经脉进行针刺。但还应以脾经、胃经、膀胱经、督脉上的穴位为主，如脾俞、胃俞、中脘、足三里、丰隆等。另外，艾灸具用温化痰湿的作用，也可以调节血脂的异常。一般选取的施灸穴位包括神阙、足三里、丰隆等。

主持人：有什么好方法可以帮助调节睡眠吗？

周院长：节假日后的睡眠失调，可能与以下几个方面的原因有关。一是我们在节假日期间，生物钟规律被打乱了。二是饮食不当，脾胃功能受到影响。中医认为，胃不和则卧不安。三是过度劳累，如长时间地打牌、玩电子游戏等。四是心理问题。节假日过后，从比较平缓的休息状态，再次进入比较紧张的工作状态，有些人的心理调适方面可能会出现问题。以上因素都会影响睡眠质量。

所以我们要针对不同的病因，选择不同的治疗方式。我在以下 3 个方面给大家提一些建议。第一个方面，节假日期间应当安排多一些的休息时间，补充睡眠，补充营养。第二个方面，脑力工作者应改善脑部的供氧供血，可以做一些舒缓的户外运动，同时也可以轻柔地按摩头部，还可以听一些音乐。第三个方面，心理负担过大的失眠患者，首先要靠自身力量来调整状态。如果症状比较严重，持续一段时间得不到缓解，就应该及时去专业医院，请专业的心理医生给予指导和帮助。

主持人：立春时节，我们在生活起居、运动锻炼方面应该注意什么？

周院长：立春是二十四节气中的第一个节气，预示着春的开始，也是万物生发的标志。春天是养生的关键时期。从五行角度来说，春属木，肝也属木，所以春季的养生更多的是养肝。所谓养肝，其实就是从以下几个方面进行调护。第一个方面是调畅情志。第二个方面是多饮水。第三个方面是做一些舒展的运动。春天是固护阳气的关键季节，所谓春夏养阳，秋冬养阴。这个时候，皮肤腠理随着阳气的升发，也会逐渐打开。所以此时不要贪食冷寒食物，不要做太过剧烈的运动，以免伤阳。在饮食方面，我们可以吃一些辛甘味的食物，比如蔬菜中的香菜、菠菜、芹菜、韭菜、洋葱等有比较浓烈味道的品类。

主持人：立春时节，气温波动较大，此时儿童和老人该如何保护自己呢？

周院长：春天，是万物复苏的季节，同时也是乍暖还寒的季节，气温波动非常大。在春天的时候，我们不要过早地换掉厚的衣物，所以有一句俗语叫"春捂"。"春捂"要注重几个特殊部位，比如头颈部、足部，做好这些部位的保暖工作，可对机体阳气的升发起到关键作用。同时，我们还要"捂"背部，因为这是阳经汇集的地方。背部如果受凉感寒，则很容易发生感冒。对于年老体弱的群体及儿童来说，除了要根据天气情况做好衣物的合理增减外，还要保证情绪的畅达、饮食的合理、作息的规律。由于春天阳气升发，所以建议大家早起。中午休息时，可以在室外比较温暖的地方做运动。良好的生活习惯有助于肝气、阳气的升发，也能够提高身体的抵抗力和免疫力。中医养生的核心原则就是顺四时，适寒暑。

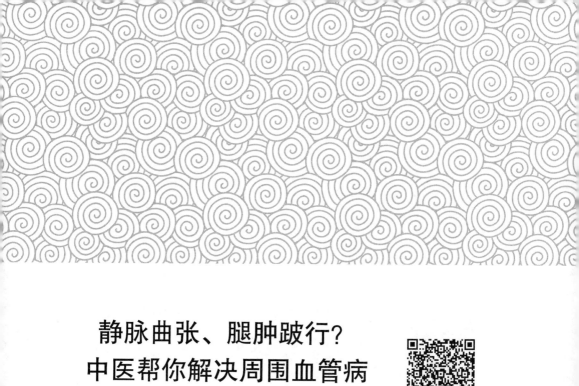

静脉曲张、腿肿跛行？
中医帮你解决周围血管病

曹建春（北京中医药大学东方医院周围血管科主任医师）

扫码看完整视频

周围血管病是指发生于心、脑血管以外的血管疾病，可分为动脉病和静脉病。常见的动脉病包括动脉硬化闭塞症、糖尿病足、多发性大动脉炎等。常见的静脉病包括下肢静脉曲张、毛细血管扩张症、深静脉血栓形成等。如何通过中医方法来预防和治疗周围血管病呢？

　　主持人：什么是周围血管病？周围血管病包括哪些疾病？

　　曹主任：除了心、脑血管疾病，其他的血管疾病都叫作周围血管病。周围血管病包括血栓闭塞性脉管炎、动脉硬化闭塞症、静脉曲张、血栓性静脉炎、深静脉血栓形成、雷诺综合征等。

　　主持人：周围血管病的典型症状表现是什么？

　　曹主任：周围血管病最显著的症状是疼痛。根据疼痛的不同特点，分为持续性疼痛和间歇性疼痛。第一种间歇性疼痛是间歇性跛行，即患者行走时可出现疼痛，休息后症状消失，再走时又出现。第二种间歇性疼痛是温差性间歇性疼痛，即患者受寒后肢体出现疼痛，温度恢复后疼痛减轻。第三种间歇性疼痛是体位性间歇性疼痛。这种类型的患者肢体缺血已经到了非常严重的程度。如果进一步加重，则会发展为持续性疼痛，也叫静息痛。

主持人：腰椎间盘突出也能引发间歇性跛行，其与周围血管病该如何区分呢？

曹主任：周围血管病导致的间歇性跛行有一个重要的特点，即其跛行距离往往是比较固定的，且会出现足背动脉搏动减弱、消失，或者皮肤颜色变暗、变紫、变苍白等症状。但是，腰椎间盘突出导致的间歇性跛行，其跛行距离不是固定的，且疼痛症状往往与体位有关，同时局部区域皮肤感觉多会出现异常。所以，两者还是比较容易鉴别的。

主持人：哪类人群是周围血管病的高发人群呢？

曹主任：就静脉病而言，其高发人群为中青年群体，尤其是需要长时间站立、负重，或者久坐的工作者，如外科医生、教师、警察、售货员、办公室白领等。这是由于久坐或者久站时，静脉的血液一直瘀滞在下肢静脉中，从而产生静脉高压，导致下肢酸胀乏力，进而出现足靴区的水肿。

就动脉病而言，其高发人群为中老年群体，多与动脉粥样硬化、血糖控制不佳，以及痰湿体质、血瘀体质、湿热体质有关。

主持人：怎样区分心源性下肢水肿和周围血管病造成的下肢水肿呢？

曹主任：周围血管病造成的下肢水肿往往符合晨轻晚重、久立后加重，以及单下肢偏重的特点。而且患者的肾功能、心功能多为正常，同时也没有肝硬化等疾病。心衰导致的下肢水肿，不会出现单下肢水肿的症状。所以，两者是很容易区分的。

主持人：周围血管病的发生与季节有关吗？

曹主任：秋冬季节，最多见的周围血管病是肢体缺血性疾病，如动脉硬化闭塞症、血栓闭塞性脉管炎、糖尿病足等。春夏季节，最多见的周围血管病是静脉病，如下肢静脉曲张等。

主持人：周围血管病早期出现的症状有哪些？

曹主任：首先是下肢乏力。比如过去我们能走 2km 的路程，但现在只能走 1km 了，小于过去能耐受的水平。这时就要引起我们的注意。其次是下肢水肿。判断水肿的方法是按压胫骨前缘，因为此处最容易显示水肿。另外，还有下肢痉挛。其实除了缺钙以外，静脉瘀滞和动脉供血不足都可以造成下肢痉挛。

主持人：出现哪些症状时，我们就需要去周围血管病科就诊了呢？

曹主任：如果腿部出现短时间内的颜色变化，我们则怀疑其可能存在缺血，此时患者一定要到周围血管病科或血管外科就诊。另外，脚趾、脚跟、腿部的溃破、溃疡可能与动脉病有关，也可能与静脉病有关，还可能与免疫性血管疾病有关。若是处理不好，甚至会导致低位或高位的截肢，有些还会危及生命。所以，如果患者出现这种情况，也一定要去医院就诊。

主持人：中医是怎样认识周围血管病的？

曹主任：中医对周围血管病的认识起源于 2000 多年前。在《黄帝内经》及《五十二病方》中，都对周围血管病有所记录。《黄帝内经》将其名为"脱痈"，后来历代医家又将其改名为"脱疽"。脱疽是指动脉闭塞性疾病导致的肢体缺血坏疽，进而出现肢端节节脱落的疾病。后来，凡是动脉闭塞性疾病都归为脱疽范畴。常见的脱疽分为 3 类，包括糖尿病足、血栓闭塞性脉管炎和动脉硬化闭塞症。另外，还有一些急性动脉栓塞和一部分免疫性血管炎也属于脱疽范畴。

中医古籍中包含了很多种静脉病。一种叫作"青筋腿"，表现为腿上的青筋暴露。所谓"筋"，其实就是扩张的静脉。如果青筋腿伴发了内外踝的慢性溃疡，就会形成臁疮腿，也叫裤口疮、裙边疮。

主持人：在临床中，对周围血管病的治疗一般采取哪些方式？

曹主任：现在，我们越来越重视中西结合的综合治疗方法。对于大部分周围血管病来说，我们常采用的治疗方式是刀、针、药结合。刀就是手术刀，用来清创。针就是针刺疗法，包括毫针、针刀等。比如各种疼痛、头晕目眩、睡眠不好等问题，采用针刺疗法，往往能达到立竿见影的效果。最后是药，药分为两类，一类是中医内服药，一类是中医外用药。中医内服药应用的依据是辨证论治，先判断疾病的证型，然后做对证调理。中医外用药包括局部的贴敷、泡洗、熏洗。两者相结合，既能使局部病变得到直接改善，又可对整体功能进行调节，从而达到比较理想的治疗效果。

主持人：长期久坐容易引发静脉曲张，我们该如何避免这个问题呢？

曹主任：生活中，我们难免会遇到久坐的问题，比如乘坐长途火车，或者是坐飞机经济舱等。其实有一个疾病就叫经济舱综合征，即在狭小空间中长时间不能活动或很少活动，这种情况会使腿部血液一直保持在瘀滞的状态。当机体达到血液瘀滞、血液高凝状态及血管壁损伤3个条件时，就容易引起静脉血栓的形成。当这3个条件达到1个或2个时，就有可能诱发下肢深静脉血栓的形成。深静脉血栓存在于腿部时，则可以诱发突然的单下肢肿胀。如果出现上述情况，患者一定要绝对卧床，然后坐轮椅到医院做下肢静脉超声检查、血凝检查，以及D-二聚体检查。如果有大面积的血栓，无论是中央型、混合型，还是周围型，都有可能出现血栓脱落，顺着静脉进入右心房，然后通过右心室泵血进入肺动脉，导致肺栓塞。大面积肺栓塞的死亡率在70%以上。所以我建议大家在久坐时，不妨把腿伸直，每隔半小时左右，勾勾脚尖，拍拍小腿，让瘀滞的静脉血流动，这样可以减少下肢静脉血栓形成的机会。